600号 心理
科普系列丛书

答非所问？

可能思维"生病"了

总主编◎谢 斌

主 编◎李冠军

副主编◎刘彩萍 郭 茜

REFRAME YOUR THINKING
DO BETTER LIVE MORE

上海交通大学出版社
SHANGHAI JIAO TONG UNIVERSITY PRESS

内容提要

本书为"600号心理"系列丛书之一。本书共九章，第一章从社会学和心理学视角阐释了其与思维的关系。第二章介绍了正常和异常之间需要分辨的思维现象。第三章介绍了特殊群体"与众不同"的思维，第四和第五章介绍了思维障碍的两大方面——形式障碍和内容障碍，第六至第九章分别介绍了思维障碍的评估、药物治疗、心理治疗，以及物理调控技术。本书适合一般读者以及具有一定精神心理背景知识的读者阅读。

图书在版编目（CIP）数据

答非所问？：可能思维"生病"了 / 李冠军主编.
上海：上海交通大学出版社，2025. 8. -- （"600号心理"系列丛书 / 谢斌总主编）. -- ISBN 978-7-313
-33165-6

Ⅰ. R749

中国国家版本馆CIP数据核字第2025J00L92号

答非所问？可能思维"生病"了
DA FEI SUO WEN? KENENG SIWEI "SHENGBING" LE

总 主 编：谢斌　　　　　　　　　　　主　 编：李冠军
出版发行：上海交通大学出版社　　　　地　 址：上海市番禺路951号
邮政编码：200030　　　　　　　　　　电　 话：021-64071208
印　　制：上海锦佳印刷有限公司　　　经　 销：全国新华书店
开　　本：880mm×1230mm　1/32　　　印　 张：11.5
字　　数：234千字
版　　次：2025年8月第1版　　　　　　印　 次：2025年8月第1次印刷
书　　号：ISBN 978-7-313-33165-6
定　　价：68.00元

本书编委会

总主编：谢　斌　　**主　编：**李冠军

副主编：刘彩萍　　**学术秘书：**吴玉婧

　　　　　郭　茜

编委（按姓氏笔画排列）

于　泽	冯　威	刘晓华	刘彩萍	刘登堂
严　峰	李　伟	李冠军	吴玉婧	张　桦
张　蕾	陈海莹	陈智民	陈　霈	周琬琰
郑毓真	胡　昊	姚　灏	郭　茜	惠　慧
彭祖来	彭素芳	程　雪	路　畅	熊凌川

总序

谢 斌

　　临床心理和精神医学长期以来受人诟病的一个方面，就是诊断缺乏"客观的"依据，比如并非依靠化验、超声、脑影像等检查结果。即便是各类量表、问卷等评估工具，在临床上对于诊断的辅助价值也十分有限（绝非如很多人认为的，医生仅靠量表分值就可以给患者做出诊断），它们的价值更多还是体现在治疗或干预后动态地衡量疗效、不良反应等方面，比如与焦虑相关的核心症状在干预的各阶段缓解了多少，从而个性化地调整治疗方案。

　　那数百年来，精神科医师和心理师在临床上是靠什么"立足"的呢？他们的临床训练和职业生涯中的经验积累，以及由此形成的无法被替代的专业"壁垒"，主要是什么呢？

　　许多人认为是跟患者（来访者）之间的沟通谈话，专业上叫"晤谈（interview）"。此过程也经常被调侃为"话疗"。问题是，仅凭如何专业地跟人聊天，就能构成一个具有旺盛生命力的学科里最基础的"本事"吗？答案肯定没这么简单。这些"晤谈"以及各种必要的调查、检查，收集到的只是心理活动表象或临床

1

碎片，得要先无缝地拼接成为一个个相对独立的"精神病理"单元——症状，然后根据各种症状的组合，并结合其他临床条件，比如病程等，才能对照诊断标准做出特定的诊断，并排除其他可能的诊断。

如何全面、完整、准确地采集到构成精神症状的所有信息，并将这些信息拼接成无可争议的症状剖图，就是专业人员需要具备的诸多能力中最基础、也最重要的一项能力。

要不要把这些专业的"秘密"通俗易懂地告知大众呢？

答案是肯定的。在信息化时代，在全民心理健康意识已经普遍形成、心理健康素养也正在快速提升（这是《健康中国行动（2019—2030年）》提出的分阶段目标）的当下，专业信息的鸿沟正在以前所未有的速度被填平。面对日益扩大的高心理素养人群，专业人员最该做的，不是固步自封、作茧自缚，而是与时俱进地分享更高质量、更加专业的信息，让人们在良莠不齐的信息世界里能够去芜存真，从而更加坚定对专业的信心。

带着这种使命，也带着众多"粉丝"的寄望，作为国家医学中心的上海市精神卫生中心近些年一直在倾力打造健康科普的"600号心理"系列图书品牌，试图把人们需要的各种心理健康相关知识，包括以前觉得难以普及、深扃固钥的专业知识，掰碎了、摊平了提供给大家。这也是该品牌持久的生命力所在。

在与上海交通大学出版社编辑团队的选题讨论中，我们双方对于合作推出一套在国内外心理科普领域迄今仍相对"冷门"的著作的想法一拍即合，并且迅速选定了其中难度较大，甚至对于年轻的临床工作者来说也迫切需要"补课"的这个主题：临床常见精神和心理症状。第一批推出三本，分别涉及思维、人格、认知及其相关的障碍。以后还将陆续推出情感、感知、意志行为等内容的著作。

语言是思维的主要载体。思维的异常最常见、也最容易从言语中表露出来。《答非所问？可能思维"生病"了》恰能带领读者从思维的生物、心理、社会属性出发，逐步走进形式和内容上"生病"了的思维——各类思维障碍，进而了解应对和干预这类障碍的各种措施。作者独特的心裁使得此书读来既妙趣横生又引人入胜。

认知是调控人类情绪和行为的出发点，更是各种智力活动的"集大成者"。从儿童少年的智力发育不良，到原本聪明的老人出现智力减退，都可能在认知这一重要心理成分中找到答案。《丢三落四？要不先考考"认知"》同样从认知的发生、发展，出现异常的特征，到现代干预手段等，全面地展示了认知这一重要心理活动的"病"与"非病"。相信它能成为大家身边不可多得的一本"聪明书"。

随着网络上MBTI（Myers-Briggs Type Indicator，迈尔斯–布里格斯类型指标，又称十六型人格）、NPD（Narcissistic Personality Disorder，自恋型人格障碍）等成为热词，人们对人格及其障碍的高度关注也成为了心理乃至社会领域的一个重要现象。但是网络信息的碎片化，以及许多伪科学乃至反科学的信息的存在，让人在这一领域很容易感到茫然不知所措。基于人格在人际关系和人际交往中的核心作用，《没有朋友？也许该怪罪"人格"》一书全面地整合了人格心理学和病理人格心理方面专业、科学且深受大众关注的知识。读者读后定能对人格的了解上一个层次。

三本科普著作的编写人员，都是相关亚专业临床一线的专家和团队。对于这样一个连资深专家都可能会有点发怵的题材，这些中青年医生大胆地承担了下来，并且在有限的时间和较难找到借鉴材料的条件下，以较高的质量完成了编写任务。这项创新的尝试既是他们职业生涯中的一次挑战，也将给他们往后的工作带来有益的收获。更重要的是，众多关心心理健康、关注精神障碍相关问题的读者，将有机会通过这个系列作品，补充长期以来科学知识结构上的短板，能够较系统地了解思维活动、认知活动是如何进行的，人格有哪些维度和特征；这些基本的心理成分怎样才算是"异常"，如何构成了有临床意义的"症状"；专业上如何开展评估，有哪些主要的应对和干预手段，等等。

我们虽然不敢说完成这个系列的知识了解和学习就能正确区分"病"与"非病"，但至少在读完这套丛书后，大家能更有底气、更从容地面对并理解自身或他人的心理困惑，减少因"无知"而带来的恐惧和排斥；也更清楚改善心理健康可以从哪些维度着手，从而更有效地预防严重问题的产生。如此，编写和出版团队所有的付出与艰辛，以及在进一步完善这套丛书上的继续努力，便很值得。

前言

19世纪40年代，有位名叫丹尼尔·麦克纳顿的苏格兰木匠多次向格拉斯哥地方当局求助，声称英国保守党成员在日夜跟踪他，在街头对他怒视、嘲笑、挥舞手杖，在报刊上刊登诽谤他的文章，并对其食物投毒。他也曾逃到法国"避难"，但还是觉得无法摆脱保守党人的追踪。在所有投诉都无果后，麦克纳顿决定反击，打算刺杀时任保守党党魁兼首相的罗伯特·皮尔，但他却误将皮尔的私人秘书爱德华·德拉蒙德当作了皮尔本人。1843年1月的某天，他在伦敦白厅街尾随德拉蒙德，从背后开枪致其重伤，德拉蒙德五天后死亡。麦克纳顿最终因"行为受到妄想支配"而被法庭判处无罪。这一判例促成了一个精神病无罪辩护的重要法则——麦克纳顿规则（McNaughton Rule），并成为普通法法系国家中精神病人刑事责任能力判定的通行标准。

1923年，法国精神病学家约瑟夫·卡普格拉向学术界报道了一个个案：一名53岁的女性声称丈夫、子女、邻居甚至她自己均被"完美复制的冒名顶替者"替换，这令她非常痛苦，她还为此持续向警方举报。该个案的特点就是，患者虽能准确辨识亲人的外貌，但否认其真实身份，认为其情感或内在本质已被替换。此后便诞生了一个精神医学史上独特的病理概念，叫卡普格拉综合征（Capgras Syndrome），又称"替身综合征"。至今学界对其病理机制的研究还在不断深入。

把时针拨到1981年，20多岁的美国富二代约翰·辛克利因一部电影《出租车司机》，无法自拔地爱上了片中饰演雏妓艾瑞斯的女演员朱迪·福斯特。在福斯特入读耶鲁大学后，辛克利多次寄送情书、电话骚扰，甚至搬到其宿舍附近居住。在穷尽一切办法想要得到女神的青睐未果后，他认为只有像电影里男主角那样做出惊人举动，方能赢得美人心。当年3月的一天在华盛顿，当结束演讲的时任总统里根出现在希尔顿大饭店安全通道外时，辛克利拔出手枪向其连发6枪，致多人中弹，里根总统也肺部中弹受伤。辛克利被陪审团裁定"因精神错乱无罪"，法官判决将其强制送入圣伊丽莎白精神病院治疗。直到2022年6月，67岁的辛克利才获批出院。此案作为一个分水岭，引发的法律改革持续影响全球司法精神病的量刑实践。

这些历史上匪夷所思的经典案例，最终都指向了同一类精神病理现象：思维障碍。

"思维"作为一套复杂的心理活动，是我们借助语言对客观事物由感性认识上升到理性认识的过程。思维活动借助于已有的知识和概念，从感知的具体事物中提取普遍规律，以符合逻辑的、可与人相互交流的推理，形成理性的认识。这些提取、推理的过程主要有：分析与综合、比较与分类、抽象与概括、批判性思考等。另外，当今人工智能的发展，也是以人类思维作为重要的突破口。

而思维一旦出了毛病，从想法到相应行为就都可能显得"怪异"。表现在与人沟通时，言语表达常常令人无法理解，严重时甚至"答非所问"。这在专业上就叫作"思维障碍"。临床上大致分为思维形式（即思维的结构、数量、速度、逻辑性等方面）障碍、思维内容（即思维过程中的内容和结果）障碍等。前者常见的表现有思维破裂、思维中断、思维奔逸等，后者则主要表现为各种"妄想"和"妄想观念"，比如被害妄想、关系妄想、（被）钟情妄想等——这些"症状"是不是令人挺想一探究竟的？

的确，"思维及其障碍"是心理学和精神医学领域一个古老又引人入胜的主题，是构成精神障碍临床拼图最重要的一块。除上述的经典案例外，许多好莱坞电影如《爱德华大夫》《沉默的羔羊》等，也喜欢突出表现精神病患者的思维障碍。出于商业或艺术表现需要，去满足大众的"猎奇"要求当然无可厚非，但当今人们更需要的，是从科学角度去了解这一心理过程，从而更深刻地认识自己，并理解思维各异的"他者"。

这本小书与本系列其他各册一样，不是关于具体精神疾病的科普，而是聚焦于"思维"等构成人类精神活动的一些重要成分/症状，以及迄今我们对其"正常"与"异常"的认识。跟随作者们走完这段探究之旅后，读者将在惊叹于我们人类思维活动的奇妙乃至神奇的同时，还能获得了解和驾驭自身的思维，从而更好地促进心理健康、提升幸福感的一些"密钥"。

本书共分九章。第一章从思维的社会学和心理学特征入手，通过从众心理、口碑效应、打卡文化、保健/医疗消费等身边事描述个体受社会环境影响的现象。直观来看，是思维驱动行为、思维决定情绪，思维异常是绝大多数精神障碍的根本所在，这些基础知识有助于读者更全面理解思维问题和症状。

第二章从生活中的思维问题过渡到轻度异常状态。"是幻想还是妄想"和"不能误读'妄想'"章节的核心理念是对有些思维症状需重视但慎贴精神疾病的标签，人们需要全面地、包容地看待生活中的思维问题，轻微思维异常都应该被接纳。同时强调对于一些病理性的苗头，要早发现、早干预。

第三章是特殊人群"与众不同"的思维。这一章主要涵盖老人和青少年的特殊思维问题，如儿童青少年期思维的天马行空与类精神病体验、厌食症的"胖即灾难"的认知。老年人的囤积症状、基于认知损害的猜疑被窃以及与抑郁相关的虚无观念及思维反刍等；多数人面对癌症或重大疾病时难以保持坦然，灾难性思维、疑病观念均十分常见，这些都给患者带来巨大的精神压力和痛苦，并会衍生出其他思维问题；而感知觉受损的人群更易产生异常思维体验。本章透过代表性的案例故事解析思维症状，提出了可行的建议，这些特殊人群是精神卫生服务的重点，对精神服务的需求旺盛。

第四章和第五章从临床角度更多关注导致社会生活功能明显受损的思维问题，重点探讨思维形式障碍和思维内容障碍。患者答非所问，可能是思维"生病"了。这两章以真实案例引出医患交流，顺畅过渡到"核心症状表现"环节，分析简明扼要，重点突出。在"我们希望你明白"环节，我们尝试站在病患的角度展开，建议都很专业、中肯，相信也很实用。

第六章到第九章聚焦于思维障碍的评估，药物、心理和物理治疗等内容。展现医生如何通过病史询问和精神检查捕捉蛛丝马迹。药物如何改变思维，困倦、发胖、代谢异常等不良反应怎么解决，药物是否令人成瘾、会不会使人变傻，安全用药向来是读者关心的话题。

治疗部分强调多管齐下，心理治疗的重要地位不言而喻。物理治疗目前发展迅猛，但也给大众带来较多的疑惑，比如电休克治疗受其名所累令大众恐惧，而脑机接口、深部脑刺激治疗会在未来大有发展前景。

精神科给人的感觉很是神秘，而自媒体所传播的知识多良莠不齐，有时非但不能起到科普作用，还可能带来污名化或误导。作为国家精神疾病医学中心，上海市精神卫生中心传播专业、科学的健康知识责无旁贷。"600号心理"系列图书已逐步成为大众喜爱的科普品牌。欢迎并希望本书的读者能给我们各种反馈，让作者团队能有机会不断完善，努力满足大家的需求。

| 目录 |

01 多维视角看思维

从众心理、口碑效应、打卡文化、保健 / 医疗消费，体现的是个体思维受社会环境影响的现象。非黑即白、过度概括、灾难化想象、情绪化推理，体现的是思维误区对我们的心理影响。思维驱动行为、决定情绪。思维一旦出了问题，从想法到相应行为都可能显得"怪异"，表现在言语沟通中，就会"答非所问"。了解有关思维的基础知识，有助于更全面地理解思维问题和症状。

02 正常和异常之间

轻微的异常在社会学、医学和心理学层面都是可以被容纳、被接受的，明显的异常才是精神科与心理学所关注的重点。

03　特殊群体"与众不同"的思维

喜欢天马行空发挥想象的儿童青少年、因认知受损从而"猜疑被窃"的老人、因担心复发而"谈病色变"的重病患者，以及容易产生幻觉的感知觉受损人群，其实他们都是思维出现了异常。这些特殊人群才是精神科和心理学所服务的重点。

04 思维形式障碍

性格内向属于"内向思维"？没有想法就是"思维贫乏"？反应迟钝是否就等于"思维迟缓"？我们通过具有代表性的临床案例解析思维症状，提出可行的建议，有助于更好地理解思维障碍的一个重要方面：思维形式障碍。

05 思维内容障碍

除了思维形式障碍之外，还有一种思维障碍叫作思维内容障碍。你有没有反复洗手、反复确认是否锁门的经历？压力大、情绪紧张会造成一定程度的强迫症状。但是，强迫思维则是思维障碍的一种表现。此外，被害妄想、病理性嫉妒、被监视妄想等，也都是思维内容障碍的具体形式。我们通过具有代表性的临床案例解析思维症状，提出可行的建议，有助于更好地理解思维内容障碍。

06 思维障碍的评估

沟通谈话就能诊断思维障碍？答案肯定没有那么简单。专业会谈以及各种必要的调查、检查，收集的只是精神症状。专业人士根据各种症状的组合，结合病程等其他临床条件，对照诊断标准做出特定的诊断，并排除其他可能的诊断。

07 思维障碍的药物治疗

有人认为精神药物"一旦服用，就停不下来"，还有人觉得服药后会"变呆"，到底是心理暗示还是"都是疾病惹的祸"？我们提供高质量的专业知识，有助于患者在良莠不齐的信息世界里"去芜存菁"。

08 思维障碍的心理干预

心理治疗在思维障碍治疗中有着重要的地位。除了经典的思维训练、家庭治疗、认知行为治疗、人格重塑等方法，基于手机应用、可穿戴设备和虚拟现实的数字疗法逐渐进入大众视野，成为一种重要的非药物选择。

09 思维障碍的物理调控技术

《飞越疯人院》里迈克·墨菲被施加"电抽搐治疗"后，变得又呆又傻。这可能是对真正的电抽搐治疗污名化最经典的案例。实际上，电影中墨菲在接受治疗时，被实施的是有创的"白质前联合损毁术"，而这种"白质前联合损毁术"才是让墨菲又呆又傻的真正原因。伴随着科技的进步，磁刺激、虚拟现实、脑机接口这些物理手段，都已经越来越多地运用于思维障碍的治疗。

01　多维视角看思维

思维是什么

我们在生活中常听到"思维"这个词，却很少停下脚步想想"思维"是什么。听起来"思维"是个"高大上"的东西，老师或者专家也会教导我们要养成好的思维方式。那么，到底什么是思维？思维和思考有什么区别？思维和逻辑是一回事吗？医生说精神分裂症是"思维"生病了。思维是怎么病的？那就从这里开始，我们将带你一步步了解思维，并通过思维来了解与"思维生病了"有关的精神障碍。

思维是这样的一个过程：它通过对外界信息的处理、组织和运用，来进行推理和判断，并最终解决问题。它是我们对外界刺激的内在反应，是我们与世界互动的桥梁。思维能力是人类高级智能的核心之一，也是人与动物之间的重要区别之一。

既然思维这么重要、这么宝贵，那就让我们快快来认识一下思维有什么样的特性和形式吧。

思维的特性

一般认为思维有三个特性：目的性、连贯性和逻辑性。

举个例子：想吃罐子里的东西需要把罐子打开（目的性）。打开罐子需要三个连续的步骤（连贯性）。三个步骤有先后和逻辑关系，打开罐子需要专门的开罐器，开罐器放在抽屉里，想要拿到开罐器，需要先打开抽屉（逻辑性）。好的思维，应该在上述三点上都是良好的。

如果某个特性出现问题，思维就变得糟糕了，人就无法完成任务。比如一个人一会儿先把罐子打开，一会儿不想打开，或者转头就忘了要把罐子打开这个任务，出现这种情况就是思维的目的性受损。如果一个人取出开罐器，然后转头去做了别的事情，回来时已经忘了开罐这个任务，出现这种情况就是思维的连贯性受损。如果一个人理解不了需要借助工具来开罐，对着罐子一直束手无策，出现这种情况就是思维的逻辑性出了问题。

思维活动的几种基本形式

（1）分析与综合。这是最基本的思维活动。分析，指的是把事物分解为各个组成部分，或者挑出事物的某一个特点。这样能够把复杂问题简单化，抓住问题的本质，便于进一步研究这个组成部分。综合，则与分析的方向相反，是把对象的各个组成部分联系起来，或把事物的某个特性结合成整体，这样能够贴近现实，看到问题的全貌。

举个例子，当你想要了解一个新的国家时，可以先把这个国家分成几个省份、几个大城市、几个主要地理区域、几个族群来了解，也可以分为政治、经济、军事、文化几个方面来了解，这样便于上手。这就是"分析"的思维。当对这个国家的几个基本方面有了初步的了解后，就要开始从总体上来把握这个国家。比如，为什么这个国家的疆域是这样的？为什么这些不同的族群构成一个国家？它为什么能成为一个发达国家？这就是"综合"的思维。

一位住院的精神分裂症患者曾声称："北京是个缺水的城市，每当下雨时，大家应该仰面朝天行走，这样张嘴朝天，雨水就能直接落入口中，从而避免因缺水而死亡。"这第一句话呢，其实没毛病，从地理特征方面比较好地分析了北京缺水的现状。如果他接下去讲述如何节约用水，那整体思路就对了；但后面几句明显跑偏了，反映出这不是正常人的思维方式。

（2）**区分与归类**。区分是抓住对象之间的差异，将不同事物分属不同类别。归类是抓住对象的共同点，把它们归在同一类中。区分与归类虽然方向不同，但常常一起运用，从而能够把事物分门别类，以总体的方式来把握众多事物。

举个例子，当你成为一名小学班主任，需要面对一大群活蹦乱跳的孩子时，你会首先注意孩子的一些明显特点，比如特别爱哭、特别有礼貌、特别爱说话等，从而把这个孩子和其他孩子区分开来并记住，这就是"区分"的思维。而到了要做集体活动的时候，你没有办法一个一个招呼孩子，就必须把孩子分成不同的组。比如说这个班有几个男生几个女生，有几个听话的或有几个调皮的孩子，这就是"归类"的思维。

（3）**抽象与应用**。抽象是一种比较复杂的思维活动，是指在看待单个或一类事物时，能够抓住其本质特征和联系，而忽略其表面的、次要的特征。在抽象的基础上，能形成概念和规律。应用，是把本质特征拿去分析其他同类事物，或把普遍规律推广到广泛的事物上，以发挥指导实践的目的。

举个例子，当你看到社交媒体曝光了某明星的丑闻，并且闹得沸沸扬扬时，你通过这些表面信息，以及你对娱乐圈运作方式的了解，逐渐认识到问题的本质可能并非明星个人的品德问题，而是背后推手希望借助绯闻来制造热点，持续吸引公众的注意。这就是"抽象"的思维，即你发现了"黑红也是红"的流量密码。你从这个案例中抓住了事件的本质，那么推及其他类似事件就都能有一个很好的解释，这有助于你更理性地看待这类现象。这就是"应用"的思维。

但很多人却不具备这个能力，甚至理解是非常片面的。比如医生问某位患者："您说说'老虎头上拍苍蝇'是什么意思？"患者干脆回答："搞好卫生！"

还有一种情况是用某一具体事物来代表一个不被社会普遍认同的抽象概念。例如，一位精神分裂症女性患者突然将家中的桌椅涂成红色、门窗挂上红纸条，声称这样做能证明她家是个富裕家庭。这种病理性、象征性思维，是形象思维发展到抽象思维过程中的思维障碍形式。

以上三对思维基本形式相辅相成，共同构成世上丰富多样的思维活动。

思维的社会属性

人的思维受到社会的影响，思维的社会属性是指思维在社会发展过程中所表现出来的特征。思维的社会属性主要包括以下四个方面：

（1）**社会环境**。作为我们生活的外部框架，社会环境对我们的思维有着不可忽视的影响。我们身处其中的政治、经济和文化体系，以及与之相伴的社会规范与道德观念，都在潜移默化中塑造着我们的思维模式。在这个"大熔炉"中，我们学会了如何与他人相处，如何理解世界，以及如何做出决策。

（2）**文化传统**。文化传统是我们思维的灵魂所在。每个民族都有其独特的文化传统，这些传统中蕴含的价值观、信仰、习俗等，都是塑造我们思维的重要元素。它们不仅决定了我们看待问题的角度，还影响着我们对事物的判断和评价。在文化的熏陶下，我们学会了尊重、包容、创新，也学会了如何传承和发扬民族的智慧。

（3）**社会阶层**。作为我们社会地位的体现，社会阶层对我们的思维产生着深远影响。不同社会阶层的人，由于生活经历、教育资源、社交圈子等方面的差异，往往形成不同的思维方式和价值观念。社会上有小部分人可能更加注重战略眼光和长远规划，而大部分人则可能更加关注生存问题和现实利益。

（4）**家庭出身**。作为我们成长的起点，家庭出身对我们的思维影响更为深远。家庭的教育方式、父母的言行举止，都在我们幼小的心灵中留下了深刻的印记。这些印记不仅塑造了我们的性格，还影响了我们的思维方式和行为习惯。在家庭这个小社会中，我们学会了如何与人相处，如何面对困难，以及如何追求梦想。

综上所述，人的思维受到社会环境、文化传统、社会阶层和家庭出身的共同影响。这些因素相互交织，共同塑造了我们独特的思维方式，使我们成为独一无二的存在。

对思维的社会认知

思维的社会认知，是指我们的思维中与社会相关的认知。它关系到我们如何理解和解释他人的行为、意图和情感，以及这些社会因素如何影响我们的思维和决策。社会认知不仅影响我们如何看待他人，也影响我们如何理解自己在社会中的角色。请看看这些关乎社会认知的例子，是不是其中就有你的身影？

社会认知与思维特点

（1）朋友圈的"点赞狂魔"。你有没有发现，微信朋友圈里不管人们发什么内容，总有一群朋友疯狂点赞？哪怕只是一张模糊不清的自拍照，或者一句"今天吃了碗面"，点赞数都能破百。这其实就是思维的社会认知在作怪——大家觉得"既然别人都点赞了，那我也点一个吧"，生怕自己显得不合群。结果，点赞成了"社交货币"，朋友圈变成了"点赞经济学"的实验场。

（2）排队买奶茶的"从众心理"。你走在街上，看到一家奶茶店排了长长的队，心里不禁嘀咕："这么多人排队，这奶茶一定很好喝！"于是你也加入了队伍，尽管你其实并不太渴。这就是社会认知的典型表现——我们倾向于认为多数人的选择是正确的，哪怕自己并没有实际证据。结果，你可能排了半个小时队，喝到的只是一杯普通的奶茶，但心里却觉得"值了"。

（3）职场中的"权威效应"。在办公室里，老板一发言，大家纷纷点头称是，哪怕心里觉得这个方案有点离谱。这是因为我们的大脑默认"权威人士"的意见更有价值，甚至不自觉地忽略了自己的判断。这种现象在职场中尤其常见，大家宁愿附和老板，也不愿意冒险提出不同意见，生怕被贴上"不合作"的标签。

（4）网红餐厅的"打卡文化"。你有没有为了拍一张美食照片，特意去某家网红餐厅排过队？即使你知道那里的食物可能并不如传说中的那么美味，但你还是去了，因为大家都在晒这家餐厅的照片。这就是社会认知的力量——我们通过他人的行为来判断什么是"值得"的，哪怕自己的味蕾并不买账。结果，你可能吃了一顿又贵又普通的饭，但朋友圈的点赞却让你觉得"值了"。

（5）购物时的"口碑效应"。你在网上看中了一款产品，但犹豫不决。于是你翻看评论，发现大家都说"物超所值""用了都说好"，于是你果断下单。结果收到货后，你发现该产品并没有想象中的那么好。这就是社会认知的陷阱——我们容易被他人的评价影响，甚至忽略了自己的实际需求。毕竟，大家都说好，那应该不会错吧？

（6）社交媒体上的"跟风潮流"。某个明星穿了一件特别的衣服，或者某个网红推荐了一款产品，很快你就会发现朋友圈里到处都是同款。这就是社会认知的"跟风效应"——我们通过观察他人的行为来决定自己的选择，生怕自己落后于潮流。结果，你可能买了一件并不适合自己的衣服，或者用了一款并不适合自己的产品，但因为大家都在用，你也就心安理得了。

（7）保健就医行为的"怪异模式"。在科学和医学如此发达的当今，自媒体上各种养生保健手段五花八门，有些让人匪夷所思。我们在门诊接待了太多的患者，他们的很多观点来自某度、某书或者某乎，甚至来自街坊邻居。比如他们常说："医生啊，我听他们说精神药物千万不能吃，吃了会上瘾，会得老年痴呆"……尽管都来到大医院看了这个领域的知名专家了，但他们有些看法和认识还是很难改变。有时医生不免会反问他们一句："您说的他们都是谁啊，让您这么相信，他们是医生吗？您怎么会听他们的呢？"

医学是一门系统科学，进展神速，被认为是延长人类寿命、提高生活质量最重要的环节。受过多年专业培训的医生都不敢说对自己的专业都懂，更何况是跨专业人士，那更是与普通民众一样是"小白"了。这样的事情见多了，我们也越发意识到，之所以出现这种就医的怪异模式，原因更多地出在思维层面上，而非仅仅在于未掌握足够多的知识。

这些例子都生动展示了思维的社会认知如何潜移默化地影响我们的决策和行为。我们常常不自觉地依赖他人的判断，甚至忽略了自己的真实感受。下次再做决定时，不妨多问问自己："这真的是我想要的吗？"

思维的社会认知特点

从以上的例子中我们可以看到，思维的社会认知具有一些特点。

（1）**多元性**。在社会这个大舞台上，每个人的成长环境、教育背景、生活经历以及性格特质各不相同，这些差异使得我们的思维方式呈现出多样化的特点。我们在面对同一事物时，会有不同的看法和解读，处理问题和做决策时也会采用不同的方法和路径。

（2）**复杂性**。社会现象往往错综复杂，涉及多个层面的因素和关系。在认知过程中，我们需要运用复杂的思维方式去剖析和解读这些现象，考虑各种因素的影响，以及它们之间的相互作用。这种复杂性要求我们应该全面、系统地分析问题。

（3）**动态的**。思维并不是一成不变的，而是随着我们的成长和经历不断发展变化的。在社会认知的过程中，我们不断接收新的信息和知识，这些信息和知识会不断地冲击和塑造我们的思维方式。通过不断地学习和实践，我们可以提升自己的思维能力，优化自己的思维模式，提高决策效率和质量。同时，社会本身也在不断地发展变化，这就要求我们的思维必须与时俱进，才能适应和应对这些新的变化。

（4）**情感与理性交织而成的**。在社会认知过程中，我们不仅会运用理性思维去分析问题、解决问题，还会受到情感因素的影响。我们的情感状态、情绪变化都会对我们的思维产生影响，使得我们的思维在理性与情感之间交织碰撞。这个特点也是人性的真实面貌。

思维的形成和发展

思维是指人类认识世界、思考问题的过程，它包括对信息的感知、理解、分析和解决问题等方面。心理学则是一门研究人类心理现象和行为的科学，它涉及多个方面，如认知、情感、动机、人际关系等。因此，思维是心理学研究的一个重要领域。

心理学家主要关注人类思维的过程和规律，其中包括对人类思维与行为的研究。随着心理学的发展，越来越多的心理学家开始关注思维与心理学的关系，并提出了许多有价值的理论。例如，西格蒙德·弗洛伊德（Sigmund Freud）的精神分析理论、让·皮亚杰（Jean Piaget）的认知发展理论以及伯尔赫斯·弗雷德里克·斯金纳（Burrhus Frederic Skinner）的行为主义理论等。

初级思维与次级思维

在弗洛伊德的精神分析理论中，初级思维（primary process

thinking）和次级思维（secondary process thinking）是两种不同的心理运作模式，分别与无意识和意识相关。

初级思维是无意识的心理活动，主要受快乐原则支配，旨在通过幻想或幻觉立即满足欲望，而不考虑现实或逻辑，表现为象征性、凝缩和置换等机制，常见于梦境、幻想和精神病症状中。初级思维不受时间、空间和现实约束，追求直接的满足。而次级思维是意识的心理活动，受现实原则支配，旨在通过合乎逻辑和现实的方式满足需求。这种思维是逻辑的、线性的，能够区分幻想与现实，并延迟满足来帮助个体更好地适应现实。次级思维在日常生活和问题解决中起主导作用，帮助个体有效应对现实挑战。

我们可以通过以下几个例子来了解初级思维的具体特征以及两种思维的区别。

1. 恐惧的噩梦

情境：一个人梦见自己站在一座由书本和牙齿堆叠而成的怪异高塔上，感到恐惧。

初级思维的表现：

凝缩：书本可能象征了知识或压力，牙齿可能象征了攻击或焦虑（如"牙齿脱落"的常见梦境象征）。两者被无意识地融合成一个意象，表达个体对"学业压力"和"人际冲突"的混合焦虑。

象征性：高塔象征着"无法逃避的压力"，而非直接表现现实问题。

非逻辑性：书本和牙齿的组合在现实中不合理，但在梦境中符合无意识的情感表达需求。

2. 儿童的愿望幻想

情境：一名饥饿的幼儿想象着自己正在吃一块巨大的蛋糕，并开心地笑起来。

初级思维的表现：

即时满足：幼儿通过幻想（而非实际获取食物）直接缓解饥饿感。

无视现实约束：想象中蛋糕的大小和获取方式完全脱离现实可能性。

3. 精神分裂症患者的幻觉与妄想

情境：一名精神分裂症患者声称"电视里的声音在命令他拯救世界"，且坚定地认为自己有某种特殊的能力，因而被某位国家领导人选中，可以执行这项任务。电视里的所有语言都对他存在一定的暗示性，暗示着这项任务的具体时间和地点。

初级思维的表现：

幻觉满足欲望：患者通过幻觉获得"被赋予重要使命"的满足感，直接响应内心对被认可的需求（快乐原则）。

无视现实检验：患者无法区分内在幻想与外部现实，这是初级思维缺乏逻辑和现实原则的体现。

因为次级思维具有更显著的现实意义，且能够作用于我们的生活，所以在心理发育完整的个体中，更为原始的初级思维往往退居于潜意识层面。潜意识世界中的信息往往缺乏逻辑的链接，因而很难被我们在清醒状态中觉察到，需要在特殊的情境下，通过特殊的手段，才能跨越我们现实检验功能的审查，进入意识层面，被我们察觉。在上述的三个例子中，我们就可以观察到初级思维逐步入侵、抢占的过程。

在第一个例子中，我们的初级思维被封印在梦境中，以象征、凝缩这两种委婉的方式来表达自己的深层情感需求。在这个阶段，初级思维和次级思维还有明确的分界线，除非专门去还原和追溯，梦境的内容一般很难被我们记住。事实上，人在醒来后的5分钟内会遗忘约50%的梦境内容，10分钟后可能遗忘80%～90%的内容。即使频繁做梦，多数人平均每天也会遗忘90%以上的梦境，部分人甚至完全回忆不出梦境内容。我们若未主动回忆或记录，1天后可能仅保留不足10%的记忆碎片。而就算努力去回忆，我们对荒谬离奇梦境的还原程度也是有限的，一不小心，还会用现实逻辑去串联我们的梦，导致回忆出现偏差。逻辑并不是梦的本土语言，梦境是初级思维（无意识欲望）的产物，而清醒后的记忆属于次级思维（意识逻辑）。梦境内容常因涉及被压抑的欲望或冲突，受到意识层面的防御机制（如压抑、置换）干扰，导致记忆被主动"过滤"或扭曲。可即使大部分内容被遗忘，残留的片段（如特定意象或情绪）仍可能反映无意识冲突（如焦虑、愿望）。因此，在第一个梦境的例子中，初级思维能够被我们利用来了解自己的欲望，解决现实焦虑。

在第二个蛋糕的例子中，这种"初级思维的功能性"也有所体现，我们可以通过想象自己的需求被满足，来达到愉悦身心的作用。除了儿童对蛋糕的想象之外，"望梅止渴"也是利用了想象的力量。我们可以通过想象目的地的样子来维持自己前进的动力，可如果幻想超出了一定范围，不能推动我们进行现实中的改变，就达到了幻觉和妄想的程度。第三个例子中的精神分裂症患者就是如此。他们的初级思维完全进入了现实生活，取代了更具有逻辑性的次级思维，导致他们活在幻想的世界中，和梦境一样，不能与现实接轨。

皮亚杰与认知发展理论

发展心理学是心理学的一个分支，研究个体从出生到死亡的心理和行为变化规律。它关注个体在不同生命阶段（如婴儿期、儿童期、青春期、成年期和老年期）的认知、情感、社会性和生理发展。发展心理学的目标是揭示人类发展的普遍规律和个体差异，并探讨遗传、环境和文化等因素对发展的影响。

其中，皮亚杰的认知发展理论是最具代表性的。他提出，儿童的思维发展经历4个主要阶段：① 感知运动阶段（0～2岁），婴儿通过感官和动作探索世界，逐渐形成客体永久性的概念。② 前运算阶段（2～7岁），儿童开始使用符号（如语言）进行思维，但思维具有自我中心性和不可逆性。③ 具体运算阶段（7～11岁），儿童能够进行逻辑思维，但仅限于具体事物，尚未掌握抽象概念。④ 形式运算阶段（12岁及以上），青少年能够进行抽象思维、假设推理和系统性思考。

我们都有和婴儿玩"捉迷藏"游戏的经历吧？在婴儿面前用手或者书本遮住自己的脸，或者躲到某种遮蔽物的后面，婴儿就会露出迷茫的表情。当你把手或书本从面前拿开，或人从书桌底下探出脑袋时，婴儿就会立刻喜笑颜开，好像你完成了什么不得了的魔术，凭空出现又凭空消失。这个游戏就体现出婴儿在这时还不具有"客体永久性"的概念。我们正是利用了他们在感知运动阶段的这个特性，完成了这场游戏。

什么是客体永久性呢？这里的"客体"就是和婴儿玩耍的大人，客体永久性是指理解视线之外的事物的能力。婴儿在这个阶段通过自己的探索发展出对世界的基本认知，比如三维空间到底是什么——用书本遮住脸的人不是失去了脸，那张脸仍然在那里，只不过被遮住了。如果婴儿在这个阶段缺乏感官刺激，或者被过度保护和限制，他们就没法对世界进行自由探索，理解力就会下降，导致客体永久性发展不充分，影响后续阶段的空间认知和问题解决能力。

同样的发展问题也会出现在其他各个阶段。如果儿童在前运算阶段缺乏语言交流的机会（如家庭语言环境贫乏或缺乏互动），可能会影响他们的符号思维的发展，同时强化自我中心思维，让他们难以理解他人的观点。在具体运算阶段，儿童则需要一些动手操作的机会来培养理解能力。如果成人在教育中过度强调死板的记忆而非理解，可能阻碍儿童逻辑思维的发展，影响后续对数学、科学这种理性逻辑学科的学习，也可能限制问题解决能力和

批判性思维的发展。而在最后一个阶段，形式运算阶段，培养的
是更复杂的抽象思维能力。如果教育环境过于注重具体知识，而
忽视抽象思维和假设推理的训练，可能导致青少年形式运算能力
发展不足。而且在这个时期，青春期的社会压力（如同伴压力、
学业压力）或心理问题（如焦虑、抑郁）也可能干扰认知发展。

发展受限的极端情况是神经发育性疾病。发展心理学领域对
孤独症进行了广泛研究，虽然孤独症病因尚不明确，可能主要受
制于遗传和神经生物学因素，但环境因素对其也存在影响，如缺
乏社会互动或环境过度刺激，可能加剧孤独症儿童的症状。早期
干预（如行为疗法和语言训练）可以帮助孤独症儿童改善社会性
和认知能力。

从发展心理学的角度来说，我们的成长过程就像是车间里不
断向前滚动的传送带，一旦在某个时间段里缺少了某种处理，这
部分的缺憾就会被保留。在经过青少年期之后，需要更大的努力
才能纠正。可若是在成长、发展的过程中过度紧张，试图涵盖每
一项必要的刺激和处理，以塑造完美的"产品"，反而容易营造
高压的成长环境，不利于青少年的成长。

依恋模式

思维的差异更多体现在人际关系之中。当面对同一段关系，
甲和乙往往能做出完全相反的选择和评价。这种差异是如何形成
的呢？心理学领域仍然强调早期经历对其的影响。我们可以简单

学习"依恋模式"来品味心理学的分析过程。

"依恋理论"最早用来研究儿童和母亲的关系。英国精神病学家约翰·鲍比（John Bowlby）提出，在个人生活的最初几年里，延长在公共机构内照料的时间和/或经常变换主要养育者对人格发展不利。与母亲，或者从广义上说，与"照顾者"之间的关系，是我们来到人世间接触的第一份亲密关系。1969年，约翰·鲍比关于依恋的第一部重要著作问世。它阐述了婴儿与照顾者之间的联系：依恋是生命系统的一部分，虽然它在整个生命过程中都存在，但在儿童早期最明显。儿童只有把父母作为安全基地，才能有效地探索其周围环境。假如婴儿不寻求、不维持与照顾者的亲近，无助的人类婴儿就会死亡。

1978年，玛丽·安斯沃斯（Mary Ainsworth）对依恋关系进行全面探索。在她的实验中，1～1.5岁的儿童待在陌生的环境中，多次与父母进行2～3分钟的分离，然后又重聚。通过观察这些儿童重聚时的反应，她把孩子们分成几种依恋类型：安全型、焦虑矛盾型和回避型。安全型的婴儿在分开之后很少哭闹，能够享受一定的独处。回避型的婴儿会表现得过于安静，好像自己从来不需要父母的陪伴，在父母再次出现之后，也对父母表现冷淡。而焦虑矛盾型就相对复杂，他们在亲密关系中既渴望亲密又害怕被抛弃，对分离有强烈的焦虑，会表现出愤怒或抗拒情绪，难以被安抚。回避型和焦虑矛盾型婴儿的依恋问题都会残留到成年之后，最后会阻碍他们和恋人、朋友发展新的亲密关系。

我们从早期记忆中习得的思维方式是一种惯性和常识。比如，焦虑矛盾型的人会在潜意识里植入对亲密关系的渴求和怀疑，回避型的人则很难相信别人并建立关系。这些信念会在成年之后成为"出厂设置"，影响我们的人格分类。这些依恋相关的问题不单单影响亲密关系，也影响着我们的自尊和自信。在儿童心理发展学中，孩童早期的"全能感"是非常重要的。什么是全能感呢？通俗来说，每个孩子都会认为只要我一哭，父母就一定会给我关注，试图揣摩我的需求并主动满足。安全型的孩子，自尊和自信的发展就得到了很好的引导和满足，能够在之后的生活中认为自己有足够的能力引起别人的关注，可能也就会更少地参与"从众"的价值选择。而如果这种全能感在早期没有得到满足（遭到父母忽视）或过度被放大（父母的溺爱、关注），发展成一种对早期创伤的追讨或防御，在自信不足与自尊过剩之间摇摆，展现出脆弱的自恋型人格。

虽然不同的学说、实验提出了不同的解释和模型，但其根本都是通过对早期经历和记忆的挖掘，揭示思维形成的方法和路径。每个人多样的早期经历会塑造多样的思维形成方式，让我们对同样事件的反应不同。以"从众心理"为例，有些人会热衷于追赶潮流，生怕被落下，而另外一些人则反感做大家都在做的事情，喜欢保持"小众"。在同样的社会大环境之中，我们加工信息、形成观点的路径会完全不同，这种个体差异构成了我们的性格和特点。所谓"我思故我在"，思维的路径和其背后的心理学故事构成了我们的独特性。

心理学与思维

心理学的研究方法是揭示人类心理与行为规律的核心工具，其多样性反映了心理现象的复杂性，其中当然也包括对思维、情绪、认知、行为、动机等心理行为的量化和研究。

心理学研究方法

（1）**实验法**。实验法是心理学中唯一能明确因果关系的研究方法。研究者通过操纵自变量（如环境刺激、任务难度）并控制无关变量，来观察因变量（如反应时间、情绪评分）的变化。例如，在实验室中随机将参与实验的志愿者分为两组，一组暴露于噪声环境，另一组处于安静环境，随后测试其记忆表现，检验"噪声是否降低记忆效率"的问题。实验法的核心优势在于结果的不同能清晰归因于自变量的改变。

（2）**观察法**。观察法强调在自然或受控环境中记录个体或群体的外显行为，避免主动干预。例如，研究者可在幼儿园观察儿童合作行为的频率，或通过单向玻璃记录消费者在超市的购物路径。自然观察法适合探索真实情境中的行为模式，但可能受观察者偏见（如选择性注意）影响；结构式观察则预先定义行为类别（如攻击性动作的次数），提升客观性。观察法的优势在于生态效度高，尤其适用于研究无法用语言表达的群体（如婴儿、动物）。然而，它难以揭示行为背后的心理机制，且耗时较长。

（3）调查法。调查法通过问卷、访谈或量表收集大量人群的态度、信念或行为数据，常用于描述性研究（如公众幸福感调查）或探索变量间关系（如睡眠质量与抑郁的相关性）。其核心工具包括李克特（Likert）量表（如"1～5分评价压力水平"）和开放式问题。在线调查的普及大幅降低了成本，但样本可能缺乏代表性（如仅覆盖网民群体）。调查法的优势在于高效获取宏观趋势，例如盖洛普民意测验长期追踪社会心态。但劣势在于个人的回答易受社会赞许性偏差（隐瞒真实想法）或记忆误差的影响，且无法确定因果关系。

（4）个案研究法。个案研究法聚焦于个体或小群体的深度分析，通常结合访谈、观察和历史资料（如医疗记录）进行。弗洛伊德对"安娜·O"的癔症研究、心理学史上著名的H. M.（因海马体切除导致失忆的患者）均属此类。该方法能揭示罕见心理现象（如多重人格障碍）的细节，或挑战现有理论（如证明语言习得关键期）。其优势在于丰富的描述性和启发性，但结果难以推广至更大的群体，且易受研究者主观解释影响。

（5）相关研究法。相关研究法通过统计手段（如皮尔逊相关系数）量化两个或多个变量间的关联程度，例如分析社交媒体使用时长与孤独感的关系。它不要求控制变量，常用现成数据（如学校成绩与家庭收入），适用于无法实验的议题（如自然灾害对创伤后应激障碍的影响）。相关研究法的优势在于识别变量间关系的方向与强度，为后续实验提供假设，但需警惕"第三变量"的干扰（如上述例子中，经济压力可能同时影响社交媒体使用和孤独感），且相关≠因果（如冰激凌销量与溺水率正相关，实因夏季高温）。

（6）测验法（心理测量法）。测验法通过标准化工具（如智力测验、人格问卷）量化心理特质，要求具备良好的信度（结果一致性）和效度（测量目标的准确性）。测验法的优势在于客观、高效，但可能受文化影响（如西方开发的量表未必适用于其他文化），且过度简化的分数易被误读。近年，计算机自适应测验（computerized adaptive testing，CAT）通过动态选题提升效率，体现了测验法的技术演进。

心理学方法的选择取决于研究问题、伦理约束与资源条件。实验法可获得因果推断，观察法与个案研究法擅长探索自然情境，调查法与相关研究法适合宏观趋势分析，测验法则标准化心理特质的评估。现今，混合方法（如"实验+问卷调查"）日益普遍，通过平衡不同方法的优缺点，我们能更全面地解析心理现象。

心理学对思维的干预方法

挖掘思维的真实过程并对其进行分析和解释，是心理学的目的，也成为"心理治疗"的主要手段。

古代的哲学和宗教是心理学实践的起源。古希腊哲学家（如苏格拉底、柏拉图和亚里士多德）探讨了人类心灵的本质。宗教实践（如忏悔、冥想）也提供了心理支持的早期形式。而到了18世纪末19世纪初，欧洲和美国的心理健康领域出现了"道德治疗"运动。该运动强调以人道主义的方式对待精神病患者。环境改善、情感支持，再加上不断发展的生物医学，这些都奠定了现代精神病院的基础。

弗洛伊德的精神分析（psychoanalysis）是现代心理学和心理咨询领域中最古老的理论和方法之一。弗洛伊德在19世纪末20世纪初发展了这一理论，标志性著作包括《梦的解析》和《精神分析引论》。他强调无意识（unconscious）对行为和心理问题的影响，提出了本我（id）、自我（ego）和超我（superego）的心理结构理论，以及童年经历（尤其是性心理发展阶段）对人格发展的深远影响。目前流行的精神动力学就是在弗洛伊德精神分析的基础上发展起来的。它由弗洛伊德的追随者和后继者卡尔·荣格（Carl Jung）、阿尔弗雷德·阿德勒（Alfred Adler）、梅兰妮·克莱因（Melanie Klein）等进一步扩展和修正。精神动力学不仅引入了客体关系理论和自体心理学这些新的概念，还关注无意识冲突，强调情感体验、人际关系和自我认同的发展。

动力学的咨询师利用客体关系进行工作。在该理论中，走进咨询室寻求帮助的人所描述的情感、思维都是对外部真实世界的复现和反馈。咨询师会提问"这让你联想到了什么？""为什么这件事对你来说有意义?",通过开放式的问题来促进求助者的深度思考和挖掘。同时,咨询师和求助者的良好关系也会对求助者有帮助。一方面,咨询师的倾听和共情会帮助求助者重新对关系建立起信心;另一方面,求助者可能会把历史遗留的某种情感投射到咨询师的身上,在一个更安全的环境中去探讨情绪的成因,对自己的思维方式进行了解和剖析。

心理学本身是对思维过程的归纳和解释,同时,从各种心理学流派,我们又能学到一种新的、溯源的思维方式,学习发展出"第三只眼",宏观地去观察我们自己的思维,找到原因和结果,以便于在过程中做更多的干预。无论是哪种心理学流派,其实都强调"前因"的合理性,强调我们由我们的经历而塑造,认可了我们生命的厚度。同时,心理学没有止步于抱怨"前因",要求大家都去怨恨、攻击自己的经历或原生家庭,厌恶客观存在的死亡和无意义感,而是教会了我们如何去做下一步的工作,指导我们发挥主观能动性,变得更有力量。

"心理医生"对思维的态度

"心理医生"这个职业与心理学密切相关,但心理医生只是我们杂糅了心理相关工作者的模糊印象而产生的综合体。具备心理学知识的专业人士根据其所从事的工作不同,对思维的异常也有不同的看法。

在精神/心理科工作的精神科医生,他们需要完成医学学位，并通过精神科专科培训，才能具备处方权与诊断权，和我们熟悉的内科医生是同行。他们主要从生物医学的视角，评估与治疗精神疾病（如精神分裂症、双相障碍等），常结合采用药物治疗、物理治疗（如电休克疗法）及部分心理干预。他们将思维异常（如妄想、幻觉）视为疾病症状，关注其神经生化机制（如多巴胺假说）及药物干预效果。例如，针对精神分裂症的妄想，他们倾向于使用抗精神病药调节神经递质，而非深入探讨其心理意义。但近来，医生们对整合治疗（药物+心理治疗）的接受度也在逐渐提高。

临床心理学家通常持有心理学博士学位（PhD 或 PsyD），需要通过临床实习与执照考试。他们擅长心理评估（如智力测验、人格测试）及循证心理治疗（如认知行为疗法、精神分析）。他们无处方权，但可与精神科医生协作。临床心理学家认为思维异常是心理功能失调的表现，强调认知、情绪与社会因素的作用。例如，将偏执思维解释为"认知扭曲"，通过认知行为疗法（cognitive behavioral therapy，CBT）修正非理性的信念。部分临床心理学家也关注思维异常的文化背景。我们在本章中提到的皮亚杰、弗洛伊德等知名心理学大咖就属于这个行列，当然他们之中也有不少同时在进行心理学的实践，成为心理咨询师或心理治疗师。

心理咨询师通常拥有心理学或相关专业硕士学位，需要接受咨询技术培训，主要服务于存在一般心理困扰的人（如焦虑、人际关系问题）。其工作场景包括学校、社区机构或私人诊所，一般不处理严重精神疾病。他们对轻度思维偏差（如强迫性思维）采取非病理化的视角，注重共情与支持性对话。例如，心理咨询师通常将反复检查门锁的行为视为焦虑应对策略，而非强迫症的诊断标志；但若发现严重症状（如幻觉），会转介给精神科医生。

心理治疗师是广义称谓，可能涵盖临床心理学家、精神科医生或持有特定疗法认证（如精神分析、家庭治疗）的专业人士。其核心任务是通过深度对话或结构化技术来改善求助者的心理状态，如精神分析治疗师探索来访者的潜意识冲突，艺术治疗师帮助来访者利用创作表达情感。除此之外，还有帮助精神疾病患者回归社会的社工，也会具备一定的心理学知识。

"积极"和"消极"思维习惯的养成

认知行为疗法是一种广泛使用的心理治疗方法。它认为我们的思维、情绪和行为是紧密相连的,而很多心理问题往往源于我们对自己、他人和世界的扭曲认知。面对一次工作失误,有人会觉得自己一无是处,陷入深深的自责;而有人可能把它当作一次学习的机会,继续前进。从认知行为疗法的视角看,思维的形成过程就像是一条河流,早期的经历、环境和文化背景是它的源头,而日积月累的思维习惯则像是河床,逐渐塑造了我们看待世界的方式。

图式与思维误区

"图式"是认知行为中的一个概念,说明了思维习惯形成的方式。它指个体在早期生活中形成的深层核心信念,如同心理世界的"模板",持续影响个体对自我、他人和世界的解释方式。以下我们将结合图式理论,系统阐述思维的形成过程,以及思维、情绪与行动的相互作用，并解析"思维习惯"的本质。

"图式"形成于童年至青少年期，源于反复经历的事件（如父母的忽视、频繁受挫）和关键互动（如被贬低或过度保护）。我们可以把"图式"想象成一张桌子。当我们是一无所知的婴儿时，我们看到一块木板加四个脚的物体，并不会知道这个东西是桌子。而如果大人反复告诉我们这是桌子，我们最终就具备了"桌子"的概念，对类似物体的称呼和用途都有了认知。这种习得化的思维也适用于一些抽象的概念。例如，一个常被指责"笨"的孩子可能形成"我不够聪明"的图式，成为其认知世界的基础框架。一旦遇到无法解决的问题，他就会马上想起自己很笨，从而僵在原地、裹足不前。这样的思维方式又被称为自动化思维，它会在不知不觉中左右我们接触世界的方式。

认知行为疗法中提到的思维误区，又被称为"认知扭曲"或"非理性思维"，是指我们在日常生活中常常不自觉地陷入的一些不合理的思维模式。这些思维误区就像是我们大脑中的"小陷阱"，悄无声息地影响着我们的情绪和行为，让我们对现实产生扭曲的理解。

你有没有发现，有时候明明事情并没有那么糟糕，但我们却会不由自主地往最坏的方向想？这就是思维误区在作祟。比如"非黑即白"的思维误区，也叫"全或无思维"。这种思维模式就像一副只有黑白两色的眼镜，让人看不到中间的灰色地带。比如，一个人可能会认为："如果不能做到完美，那我就是彻底的失败者。"这种极端的思维方式会让人对自己和他人过于苛刻，忽视过程中的努力和进步。你有没有遇到过这样的情况：明明已经做得很好了，却因为一点小瑕疵就全盘否定自己？这就是"非黑即白"思维在作怪。

"过度概括"也是典型的思维误区。这种思维模式就像是用一次失败的经历给自己贴上了永久的标签。比如，一个人在一次社交场合中感到尴尬，就得出结论："我永远都不擅长社交。"这种思维方式会让人陷入自我怀疑的泥潭，忽视其他可能的成功经历。你有没有因为一次不愉快的经历，就觉得自己"永远都做不好"某件事？这就是"过度概括"思维在起作用。

"灾难化"使人把一个小水坑想象成一片汪洋大海，让人对未来的可能性产生过度的恐惧。比如，一个人可能会因为一次小小的失误，就认为"这下全完了，肯定会因此丢掉工作，生活也会彻底完蛋"。这种思维方式会让人陷入无尽的焦虑和恐慌，无法理性地看待问题。你有没有因为一件小事就脑补出一连串可怕的后果？这就是"灾难化"思维在作祟。

还有一种常见的思维误区叫作"情绪化推理"。这种思维模式就像是把情绪当作事实，认为"我感觉是这样，所以事实一定就是这样"。比如，一个人可能会因为感到自己无能，就认定自己一定是个毫无价值的人。这种思维方式会让人陷入情绪的漩涡，无法客观地看待自己。你有没有因为一时的情绪低落，就对自己全盘否定？这就是"情绪化推理"在影响你。

在传统的应试教育之下，我们很容易产生"应该思维"，用一套僵化的标准来要求自己和他人，比如"我应该永远表现得完美无缺",或者"别人应该按照我的期望来行事"。这种思维方式会让人感到巨大的压力,也容易对他人产生失望和愤怒。你有没有因为自己或他人没有达到某种"应该"的标准而感到沮丧?这就是"应该思维"在作怪。

这些思维误区就像是隐藏在思维中的"小陷阱",悄无声息地影响着我们的情绪和行为。认知行为疗法的目标就是帮助人们识别这些误区,并通过现实检验来挑战和调整这些思维模式,重新找回对现实的清晰认知。如果我们能够学会识别这些思维误区,生活可能会变得轻松许多。通过认知行为疗法我们可以学会用更平衡、更理性的方式看待问题,从而减少负面情绪,提升生活质量。

举个例子,假设有一个人因为一次公开演讲表现不佳,就开始认为自己"永远都做不好演讲",甚至"在所有人面前都会出丑"。这种思维误区不仅让他感到焦虑和自卑,还可能让他回避任何需要公开讲话的机会。这种回避会进一步强化他的负面信念。那么,认知行为疗法会如何帮助他呢?治疗师首先可能会引导他识别这种思维误区,比如问他:"你真的'永远'都做不好演讲吗?还是只是这一次没有达到预期?"其次,治疗师会帮助他挑战这种思维,比如通过回顾过去的成功经历,或者让他尝试用更平衡的方式看待这次失误:"也许这次表现不够好,但这并不意味着你永远都做不好。你可以从中学习,下次做得更好。"最后,治疗师可能会鼓励他通过行为实验来验证新的思维,比如再次尝试公开演讲,看看结果是否真的如他所担心的那样糟糕。通过这样的过程，认知行为疗法不仅帮助个体打破惯性思维的束缚，还教会他们如何用更现实、更积极的方式看待问题。就像清理掉河流中的污染，让水流重新变得清澈一样，认知行为疗法的目标是帮助人们摆脱思维误区的影响，重新找到内心的平衡与力量。

思维习惯与心理疾病

1. 猜疑被害：偏执思维与信任系统的崩解

猜疑被害作为一类心理病理现象，常见于偏执型人格障碍、妄想性障碍或精神分裂症谱系障碍。这类疾病的核心特征是持续存在与现实证据不符的被害信念，例如坚信他人意图下毒、监视或迫害自己。

从认知心理学角度看，这种病态猜疑并非凭空产生，而是植根于长期形成的威胁导向思维习惯。亚伦·贝克（Aaron Beck）在偏执认知模型中提出，此类患者存在"他人即危险"的核心图式，导致他们对中性或模糊的社会线索进行敌对归因偏差。例如，同事的窃窃私语被自动解读为"他们在策划排挤我"，邻居的敲门声被感知为"执法人员要来逮捕我"。这种思维习惯如同过度敏感的警报系统，不断从环境中筛选印证威胁的细节，同时忽略或曲解反驳证据。丹尼尔·弗里曼（Daniel Freeman）等人的研究进一步揭示，猜疑思维常伴随过度警惕的注意模式。患者的视觉搜索会优先锁定愤怒面孔、危险物品等刺激，这种注意偏向在神经层面表现为杏仁核与前额叶的功能连接异常。更值得关注的是，猜疑思维会引发适应不良的行为策略，如回避社交、预先攻击或过度收集"证据"，这些行为反过来强化了患者的被害信念，形成自我延续的恶性循环。打破这种循环需要认知重构技术，例如通过行为实验验证"被跟踪"的信念是否成立，逐步重建对他人动机的合理判断能力。

2. 焦虑：灾难化思维的时空蔓延

焦虑障碍的本质是对未来潜在威胁的过度担忧，这种心理状态与特定的灾难化思维习惯深度交织。在焦虑认知模型中，焦虑个体的思维过程呈现典型的"如果……那该怎么办"的模式，例如"如果电梯故障，我会窒息""如果发言结巴，我就会被永久嘲笑"。这种思维习惯具有两个关键特征：一是高估概率，将低可能性事件判断为极可能发生；二是后果灾难化，将普通挫折想象为毁灭性结局。这种认知扭曲源于早期形成的"世界充满危险"的图式，使得个体在信息加工时优先提取负面记忆（如童年受挫经历），并采用"情感推理"（"我感到恐惧，所以危险一定存在"）。

从神经机制看，这种思维习惯与默认模式网络的过度激活相关，表现为反刍性思维不受控地侵入意识。焦虑的思维习惯还会通过行为维持其存在，比如安全行为（如反复检查门锁）短期内缓解焦虑，但长期会阻碍对威胁真实性的检验；回避行为（如拒绝乘坐飞机）则剥夺了习惯化机会，使得恐惧记忆无法消退。新近的跨诊断模型强调，焦虑的思维模式具有跨情境泛化倾向，最初对特定对象的担忧（如蜘蛛）可能逐渐扩散至无关领域（如健康、人际关系），这种"认知感染"现象进一步加重了心理负荷。

3. 抑郁：消极认知的沼泽效应

抑郁症的典型特征是持续的情绪低落与兴趣丧失，其背后潜藏着强大的消极思维习惯。阿伦·贝克提出的"抑郁认知三联征"理论指出，患者对自我——"我一无是处"、世界——"社会充满不公"和未来——"事情永远不会好转"持有系统性负向评价。这种思维习惯如同心理过滤器，筛出失败经历（如未被升职），筛掉积极事件（如同事的赞扬），并通过过度概括——"这次失败证明我永远成功不了"巩固消极自我概念。马丁·赛里格曼（Martin Seligman）的习得性无助理论进一步阐释了这种思维模式的固化过程：当个体反复经历不可控的负面事件后，会形成"努力无效"的归因风格，将挫折归因为内在——"我能力差"、稳定——"问题永远不会改变"和全局——"所有领域都会失败"因素。

抑郁思维具有反刍特性——患者会持续聚焦于"为什么我会这样"的无效思考，这种思维习惯不仅加剧情绪恶化，还消耗认知资源，导致注意力、记忆力等执行功能受损。在行为层面，消极思维会驱动动机减退——"做什么都没意义"，使得患者社交退缩、活动减少，而这样的行为会维持抑郁状态。打破这种模式需要同时干预认知（如挑战绝对化思维）与行为（如激活日常活动），逐步重建对积极体验的敏感度与自我效能感。

02 正常和异常之间

何谓异常思维

从这一章开始，我们主要讨论异常思维，可是正常和异常本无明确界限，有时很难判断。轻微的异常在社会学、医学或者心理学层面都是可以被容纳的，明显的异常才是精神科关注的重点。只有符合一定的标准、出现严重的异常才可能达到精神障碍的诊断要求。相对而言，精神医学领域更关注明显的异常思维，以及由此相伴的异常行为及功能损害。如果我们能准确识别异常表现，除此之外的暂且判断为正常也未尝不可。

一般来说，思维形式障碍更易判断，比如思维散漫、逻辑障碍、思维的属性障碍，患者讲起话来让人完全听不懂，或者其推理完全不符合逻辑。但对于思维内容障碍而言，只有荒谬、明显的异常才容易判断。比如有位患者坚信他的脑子里被安装了先进的芯片，他可以和外星人交流。他不去评判客观上技术水平能否达到，也不顾皮肤上没有手术伤疤，更不去分析这样做的合理动机。如果让他回答谁会对他做这些事，他的解释更是漏洞百出。判断思维内容异常，常有以下四个要点。

以事实作为判断基础

符合事实的判断或者表述大体是正常的，只是有时需要去核实，我们随后会有实例展现。有些思维内容就不那么好判断了，尤其是贴近实际生活的一些信念和想法，比如常见的嫉妒观念/妄想。显然，是"确有其事"还是"无中生有"是判断正常和异常的主要依据，但医生又不具备调查能力和权力，主观判断也未必可靠。

即便确有其事，属于隐私常不为外人所知。尽管医生可以向当事人求证，但矛盾的双方经常各说各话，徒增无谓争吵，并不能真正反映事实。无中生有，或许也是事出有因。比如男女双方的社会、经济地位相差较大，弱势的一方肯定不放心，会观察对方言行、翻看对方的手机、关注对方的行踪及有无特别的经济支出等，由此越发缺乏信任，双方矛盾升级后更增加了冲突风险。无端猜测，甚至怀疑对方与他人鸽合狐绥，严重者表现为嫉妒妄想。

以可理解性作为判断基础

可理解的未必是正常的思维内容，一些贴近日常生活的牵连观念或妄想体验，表面上常是可理解的。比如某女士和医生说在单位有同事刻意针对她，工作中设置障碍导致她绩效无法达标。谁能百分之百说不存在这种可能，所以需要去核实。如果经过了解，同事和上级对她都很友好，甚至觉察出她有些多心，所以更刻意照顾她的感受，遇到的困难大家都是尽量协调解决。即便领导对下级苛刻些，大家也都认为领导的做法比较正常，不存在刻意针对，更不会设置障碍为难她。如果这位女士在短期内更换了数个岗位，且每一个岗位上都碰到类似矛盾，那看似好理解的事情其实就属于异常的思维内容。

可理解的虽未必正常，但不可理解的常常提示异常，甚至提示可能患精神分裂症、妄想性障碍等严重精神疾病。比如被外星人掳走、被脑控、脑子里被安装了芯片等内容就很荒谬，我们一般人是很难理解的，判断为异常应该没有争议。

我们曾接待过一名患者，称自己考研时参加了某大学举办的辅导班，辅导老师是来自她所心仪的985大学。她落榜后却无端怀疑辅导老师虽然给她做了真题，但目的却是获知她的答题思路，再辅导他们自己本校学生，排挤她这个"外来户"，导致她两次考研均不成功。你觉得老师有必要这么处心积虑吗？

有句话说"真理掌握在少数人手上"，但不能据此推断出来少数人掌握的就是真理。一些个体、少数人或小团体坚持的怪七怪八的想法，如果明显脱离现实/事实，且不被多数人理解，那很可能就是异常的。

特殊情况与判断

凡事都有例外，有些即便不符合事实，甚至是荒谬的，也不能作为妄想的依据。比如特定人群的一些信念和观念，某些宗教信仰观念、一些闭塞地区的某些巫术，尽管脱离现实，甚至够得上妄想的标准，一般也不这么认定。这在精神科经典的教科书上是有明确阐述的。

同样，有目的性的谎言或者骗局，如虚构自己掌握特定的资源或消息，谎称具有特殊的身份地位、财富等夸大内容以行骗。其虚构的内容不符合事实，自己也不信，更不存在坚信，因而不符合妄想的定义。在有些复杂的案例中，妄想观念与行骗的现实动机相交织，有时不易准确判断。

精神病理学意义的综合考量

临床上，精神疾病的症状往往不是单一出现的；反之，如果仅仅观察到一个所谓的症状，它的精神病理学意义就较为有限。若据此诊断精神障碍则可能显得依据不足，还需深入挖掘有无其他更有诊断价值的症状。比如精神分裂症患者存在妄想的同时，还可能存在思维散漫、思维被插入、思维被抽取等思维形式障碍。除思维层面外，还常见言语性幻听、情感淡漠/意志要求缺乏等表现。所以这一组症状整体上才是诊断精神分裂症的可靠依据。

职场管理与被控制

职场控制是通过系统性心理打压，摧毁个体自信，实现精神支配的管理手段。其本质是施控者利用权力的不对等，通过否定、贬低、孤立等手段，使员工逐渐丧失自我价值判断，被迫服从权威，也就是我们常说的职场PUA。管理者通过对员工思维的控制，实现职场的目的性操控。那为什么员工会在"潜移默化"中被操控呢？具体的职场操控有哪些手段呢？我们将通过案例进行讲述。

故事概述

小张是一名刚入职工作两年的沪漂。回想两年前，他还是一名无忧无虑的大学毕业生，虽然只是当地的一所普通大学，但小张仿佛被幸运之神眷顾，成功入职上海的一家外资企业。因此，他的家人也十分引以为傲，逢人就夸，这让小张感到信心十足，决心加倍努力工作，将来在上海立足扎根。殊不知，这是小张噩梦的开始。

两年后，当被家人送到精神卫生中心就诊时，小张整个人紧张焦虑，心慌心悸，总是忧心忡忡。他担心会有工作上的突发事件，害怕电话铃响，害怕看到手机里有新的消息提醒。这导致小张经常彻夜难眠，总担心工作出差错；然而越是睡不好，白天工作也愈加不在状态，反而导致工作上接连犯错。一周前，小张再次被领导批评后，他打电话给父母，称"自己没用，对不起父母，不配活在这个世上，只能下辈子再孝顺二老了"。家人这才发觉之前那个只报喜不报忧的好儿子出了问题，于是立刻从老家赶到上海。当看到小张已经瘦"脱了相"时，家人便立刻带他来到了精神卫生中心就诊。

医生："小张，你从什么时候开始情绪不好的？"

小张："一年半之前。"

医生："当时发生了什么？"

小张："工作压力大，整天加班，每天回到家里还要接老板的电话，催我要方案。"

医生："回到家还要接电话吗？那你平均一周工作几天？"

小张："我们组里就这个风气，如果敢不接上司的电话，那第二天肯定要当着全组的面，进行自我检讨。我基本上一周七天都要处理工作的事情，周一到周五是在公司，周末在家也要加班。"

医生："下班时间不接电话还要检讨？为什么？"

小张："我从入职开始，就一直这样。我领导说如果不接电话，导致工作被耽误，影响的是全组人的绩效，所以需要全组的人来对我进行批判。"

医生:"那大家都不反抗吗?"

小张:"大家没办法反抗,总有人是迎合领导的,而且检讨的时候,如果同事对我的批判不到位,也是一种工作态度的问题,因此大家都很认真。"

医生:"这么压抑,那你没想过换一份工作吗?"

小张:"我本科学历,又不是名牌大学,在上海是找不到好工作的。我们组里也有离职的,但都是985高校的,他们很多入职不到一个月就走了。"

医生:"你怎么知道找不到工作?"

小张:"我们领导经常说'你看现在公司招的都是985院校的毕业生,这是目前的行业现状,本科出身不好,就是找不到好工作',而且我也向好的公司投过一些简历,但都石沉大海了。"

医生:"那你和同事关系怎么样,大家有人帮你分担一点吗?"

小张:"我们组崇尚'狼性文化',内部竞争很激烈,领导经常拿我和别人进行比较,说我各方面都不如别人。"

医生:"'狼性文化'不应该是团队作战吗?你对这个词的理解有问题。"

小张:"是团队作战,但团队里的人都很强,我就是那个拖后腿的。"

核心症状表现

从对话可以看出，小张目前完全处于领导设定的思维框架里，导致整个人处于极度焦虑、抑郁的状态。虽然目前已经精疲力竭了，但仍然对工作不敢松懈，害怕领导的批评，担心影响团队的发展，这就是典型的职场控制感受。

小张存在明显的消极自杀倾向，因而被收住院治疗。医生通过药物联合心理治疗，纠正其思维偏倚，使其重获新生。

我们希望你明白

（1）认清职场控制，远离职场控制。职场控制往往打着"为你好""帮助你成长"的幌子，但实际上却通过精神打压降低员工的自我评价，使其甘愿接受低待遇或超额工作。它的典型手段包括但不限于以下几个方面：① 持续否定。无论工作成果如何，均被批评（如"你永远不如别人"）。② 制造焦虑。夸大外部危机（如"离职就找不到工作"）。③ 情感绑架。将个人利益与公司绑定（如"不加班就是没责任心"）。④ 信息控制。限制员工获取外部机会信息，强化依赖感。

职场控制与正常的职场管理存在本质上的区别，具体区分如表1所示：

表1　职场控制与正常管理的区别

正　常　管　理	职　场　控　制
具体指出问题并提供改进建议	泛化否定人格（如"你能力太差"）
目标导向，关注结果优化	情绪宣泄，打压后无建设性方案
尊重员工职业发展诉求	暗示"离开这里你毫无价值"

（2）**积极应对职场控制**。积极应对职场控制主要包括如下三个方面：① 识别信号。记录异常事件（如无故打压、双标对待）、观察行为模式（是否周期性"打一巴掌给颗糖"）。② 心理防护。建立工作人格隔离（区分工作角色与真实自我），制作"成就清单"对抗否定，每周保证两小时运动释放压力。③ 行动策略。对不合理要求明确说"不"，保存邮件/聊天记录等证据，优先考虑自身心理健康，必要时申请调岗。

（3）**及时求助**。职场控制的受害者经常会出现焦虑、抑郁等情绪问题，因此当遇到情绪问题时，及时向家人、朋友寻求心理支持，或到专业的精神心理机构进行咨询，以及时改善因为职场控制导致的心理问题。

人际敏感与"被针对"

牵连观念，指把周围环境中一些实际与他无关的现象，都认为与他本人有关，如把别人所说的话、报纸上的文章、不相识的人的举动，都认为与他有一定的关系。牵连观念常见于那些过分自我警觉的人，尽管也能认知到可能出于自身敏感，但往往不能释怀。

故事概要

小张是一位普通白领。最近，他因为工作失误给单位造成了经济损失，导致整个团队都受到了影响，被领导批评，他觉得非常丢脸。事情过后，他总感觉周围同事看他的眼神变得怪异了，总觉得因为自己造成部门被扣绩效，同事对自己有意见。每当同事低声谈论些什么的时候，他总觉得可能是在议论自己。而当同事放茶杯、关门声音稍重一点的时候，他就会苦恼地觉得这是在向他表达不满，仿佛空气中都弥漫着一种针对他的气息。他也时常宽慰自己，觉得同事不至于如此，大概是自己想多了，但却不能完全置身事外。

让人窒息的是，他感觉不但同事对他不满意，就连走在马路上，路人的眼神也变得不友善起来。有一次，他站在路口等红绿灯，旁边的人突然大声咳嗽起来，当他看过去时，那人面色自若地像是什么都没有发生。糟糕！他觉得，一定是大家都知道自己的这件丢脸事情了。这种感觉让他如坐针毡，原本和谐的工作环境和社交生活变得充满敌意与不安。小张现在寝食不宁，晚上睡眠不足让他白天浑浑噩噩，他决定前往医院开一些助眠药物。

小张："医生，我最近睡得很不好，你看看有没有什么药物能够帮助我睡觉。"

医生："为什么睡不好？最近生活中有什么事吗？"

小张："说起来，最近确实不太顺利。我在工作中出现了一些失误，确实是我的错，我感觉现在大家都很记恨、排斥我。"

医生："为什么这么说呢？"

小张："这是一种很微妙的感觉。尽管没有人明着说，但是我知道，他们都对我有意见。"

医生："你是怎么看出来的？"

小张："比如说，他们总在说一些悄悄话，如果我经过，他们就会停下来，你说这不是在议论我是什么？"

医生："这种情况经常发生吗？"

小张："我不知道算不算经常，但是有时候确实如此。而且我感觉他们看我的眼神也不太对，你能理解那种感受吗？反正就是怪怪的。"

医生："你在单位有要好的同事吗？他们怎么说？"

小张："特别要好的没有，他们说我想多了。我想可能也是我多想了吧，我是有点敏感。但是我总是不由自主地观察周围人，晚上我躺在床上就在想：他今天说的这个话、这个眼神、这个动作是什么意思？是不是不喜欢我？是不是在表达不满？越想我就越睡不着了。"

核心症状表现

牵连观念是指将无关的外界现象解释为与本人有关，而且往往是恶意的。小张的这种内心想法并非客观事实，他把同事们的正常交流和路人的无意目光都解读为对自己的负面评价，这种过度敏感和错误归因正是牵连观念的典型表现。健康人偶尔也会出现短暂的牵连观念，牵连观念不是妄想，并非坚信不疑。

我们追溯他的性格特点和成长环境可以发现，他从小内向、敏感，父亲严厉，总是批评他，脾气也是阴晴不定，小张怕做得不好惹得父亲不高兴而被责骂；而母亲则是小心翼翼、焦虑不安。小张从小就在这样的环境中不断要揣测父亲的心思，如果犯错则会惶恐不安。成年参加工作后，他仍旧内向安静，除开工作中必需的交流，和同事的相处并不多。小张和同事原本就不太熟稔，被领导批评后，就更加觉得大家都针对他了。

我们希望你明白

（1）**加强对症状的认识**。小张对周围同事的态度、言语和眼神过度解读，其实他自己能认识到这种内心想法并非客观事实，主要归结于自身敏感和工作环境中的不顺，属于牵连观念。在日常生活中，这种观念还是比较常见的，如果不伴有幻听或其他思维异常表现，多数情况下会随着环境调适或者自我调整都能缓解，既达不到妄想的程度，也不指向精神障碍。

（2）**心理调适**。要学会调整自己的心态，不要过度解读他人的言行。在日常生活中，人们的交流和行为往往具有多重含义，并不是每一件事都与自己有关。可以尝试从第三视角去看待这些情况，避免将所有的事情都与自己联系在一起。

此外，也可以考虑参加一些心理辅导课程或团体活动，学习压力调适技巧和人际交往方法。通过专业的心理辅导，可以更好地理解自己的心理状态，学会如何应对内心的不安和焦虑。同时，团体活动能够提供一个与他人交流和分享的平台，使其感受到来自他人的支持和理解，从而缓解内心的孤独感和被误解的感觉。

（3）**及时就诊**。如果牵连观念持续存在，或者相应的情绪问题影响到正常工作和生活，建议及时寻求专业帮助。心理医生或精神科医生可帮助找到问题的根源，并制订个性化的治疗方案，必要时可以使用药物治疗。

"疑心重"是不是"病"

平时我们碰到疑心重的人会简单地称他们有"疑心病"。他们可能出于性格敏感，会怀疑他人话中带刺、不怀好意。有人怀疑周围人带有恶意，甚至会存心加害；有的夫妻会怀疑一方有外遇。很多人会把"疑心病"误当作"偏执"。偏执是很常见的内心体验，是一种明显偏离常理的固执行为，表现为以错为对的执拗，且不会轻易改变。通常所指的偏执更多的是对一个人待人处事、思维方式及行为习惯的综合判断。偏执症状也可能是精神障碍患者的一种强烈的内心体验，精神科重点关注的偏执更多属于病态范畴。

故事概要

一位高三男生前来就诊，其之前的病例诊断结果是：**偏执状态**。看这个年龄感觉不大可能，再看熟悉的四字一句病史，精神检查记录有被害妄想、关系妄想……具体怎么被害、什么关系，照例不加描述。一问才知，原来这名男生感到学校氛围压抑、烦躁，某次和其他男生因几句话就激烈争吵，情绪失控，摔毁文具。半月余厌学，情绪不佳，父母看着临近高考却如此状态，故求诊。

有疑心病就是偏执状态吗？这个诊断真有点吓人。

医生："你觉得那些同学是故意针对你吗？"

回答："觉得同学好像指指点点，有时同学话里话外，有暗讽我的意思。现在事情过去，我也记不大清了，可能和我当时的情绪有关吧。"

医生："同学做了什么事情故意加害你吗？"

回答："这个其实没那么严重，班里出了一些不开心的事情，当时我觉得同学不友好，但谈不上加害这种程度。"

核心症状表现

（1）**牵连观念**。对照上文，读者应能总结出这位高三学生的表现也属于牵连观念。那如何去理解当时偏执状态的诊断呢？在国际疾病分类第十次修订本（international classification of diseases，ICD-10）中，偏执状态被归为持久的妄想性障碍这一单元，和偏执性精神障碍（也称偏执性精神病）并列，属于严重精神病性障碍的范畴。同样有"状态"一词，偏执状态与指向轻症的抑郁或焦虑状态完全不同。

（2）**偏执症状的性质**。精神科的一个难点就是偏执症状性质的判断。如果无法肯定求诊者存在猜疑、超价观念或妄想，医生就难以判断求诊者属于多疑的性格、偏执型人格障碍还是存在可能的精神病性障碍。所谓超价观念，是一种在意识中占主导地位的错误观念。它的发生通常有一定的可接受性和社会真实性，由于受到个体强烈情绪的影响，会对某些事实做出超乎寻常的评价，并相信这种观念，从而影响行为。更难把握的一个点就是判断患者的偏执症状是否继发于情绪障碍、物质使用障碍和/或认知障碍等精神障碍，抑或仅仅是个体在特定处境下出现的短暂异常体验。因鉴别诊断困难，偏执状态和妄想性障碍的诊断需特别慎重。

我们希望你明白

（1）**注重妄想的识别和鉴别**。首先要讲三点：偏执状态属于重性精神障碍范畴，病程较持久，核心是妄想。类似这位高三学生的思维表现可能是正常人一时的敏感或在特殊心境下的短暂过度演绎。就本案例而言，如果妄想不成立也就谈不上偏执状态的诊断了，这一点我们会在思维内容障碍一章深入讨论。

（2）**不能轻易放过病理性体验**。某些思维内容比如钟情，如果程度太过，就应引起警惕，需判断是否为精神障碍早期体验。至于少数为何会发展成妄想，何时才具备精神病理学意义，判断起来还是有难度的。反之，如果突然出现钟情妄想，比如坚信某位明星在电视节目中对其表白，这就具有精神分裂症患者思维推理或逻辑障碍的特征了。

是幻想还是妄想

临床上经常遇到患者和家属为了某件怪异的事各执一词。他们各说各的理,精神科医生有时很难判断事件的真伪,也无法去做现场调查,核实事件。那么就没有办法可以协助我们鉴别真伪吗?其实,从谈话的逻辑进一步推理,医生总能找到一些线索。当排除一切不可能的情况,剩下的不管多难以置信,都是事实。医生有时就像侦探一样试图从案例中去推演事件真相。

故事概要1

黄女士是北京某高校的副教授,未婚,与年迈的父亲住在一起。她称自己的手机最近被同事控制了,短信被清空,部分通信录被删除,手机打不出去也接听不到电话。

黄教授:"那个同事肯定是嫉妒我,所以长久以来经常给我使绊子。她老公是我们学校教物理的,肯定有办法黑进我的手机,远程删掉我的短信、通信录。这些人太坏了，我仅有的一条漂亮围巾也给偷了去。"

家属："那个同事不可能会去偷她的围巾。上次也是说她的什么东西被这个同事偷走了，结果过了几天从一个纸箱子里找了出来。我一把年纪了，又不会去动她的东西，肯定是她自己放在什么地方却不记得了。"

医生推理：现在的科技进展确实存在黑客入侵手机、窃取信息的可能性。但是，黄女士同事的老公只是一名物理教授，与黑客身份相去甚远。退一步说，这位大学老师真有这个本事，又为什么要黑进黄女士的手机？仅仅是为了控制她的手机、清空信息，违法的成本是否有点高？况且，已经大费周章地入侵了她的手机，又何必再去偷她的一条围巾，两件事情完全没有任何逻辑联系。

故事概要2

卢先生是一名餐厅服务员，高中学历，他称最近开始走红的某古风歌曲是剽窃了他的原创作品。

医生："你的那首歌是什么时候写的？"

答："今年4月份。"

医生："可是你说的那首歌最早是去年9月发布的。直到今年上半年才逐渐火起来。"

答:"其实我准备了很久。写过好几次稿子。那些草稿纸我都可以找出来给你们看的……"

医生:"你学过音乐创作吗?大概写了几首歌曲?能跟我们说说歌词创作有什么讲究吗?"

答:"我有音乐天赋,平时喜欢听歌,哼着哼着就写出来了。那首……你听过吗……"

医生推理:一方面,卢先生没受过专业训练,他所谓的稿子,是在别人音乐发布后很长一段时间才出现的。另一方面,在详细问到创作歌曲的细节时,他无法自圆其说,既没有体现他的音乐素养,又无创作经历。所以,真相只有一个:他记录下来了别人的歌词,然后自我催眠说是自己创作的。

故事概要3

洪女士是某公司财务人员,经过住院治疗,病情完全缓解,对医务人员表示非常感谢。但她非常困惑,到底是哪几个人将她送来住院的。

洪女士:"我记得当时有四个人一起来的。一个司机在开车,两个社区工作人员一人控制住我一条腿,还有我弟弟按住我的手。"

社区工作人员："五个人。你丈夫和你弟弟当时一人站一边，你丈夫一直在安慰你，让你不要害怕、配合医生。"

洪女士："我记得只有四个人，我丈夫是我住院了几天以后，才来探视我的。"

丈夫："当天是我和你弟弟一起送你来的，请了社区的人帮忙。"

医生推理：在这个故事中，大家都没有撒谎的动机。真相是洪女士的记忆出现了问题。她能回忆入院过程，唯独记不起她的丈夫当时在场，就像被图像处理软件"抠图"处理掉了。这种情况在精神障碍的急性发作期十分常见。患者常常会出现时间、人物或地点的定向障碍，经过治疗后会部分恢复。然而，这样的定向障碍可能让患者本人很困扰，无法相信事实情况。

核心症状表现

（1）**妄想观念**。第一个故事中的黄女士怀疑自己的手机被人黑了，围巾也被同事偷了，至少第二件事家属证实她的观念并未属实，同时依据常识推理，她所怀疑的那位物理老师也不大可能对她的手机下手，而她本人却坚信不疑，这符合妄想的特征。

（2）**逻辑障碍**。第二个故事中的卢先生的对答存在几个逻辑漏洞，他既没接受过相应作词谱曲的培训，以前也没有任何像样的作品，却突然说他创作了一首走红的歌曲，医生很难想象有这样的天才会被埋没。

我们希望你明白

上述三个故事中的患者都出现了各种各样的"记忆错乱"表现，但这些都明显不同于一般的老年认知障碍那种记忆损害。表面上，看不出患者"故意"这样做的动机，但他们却往往坚信不疑，甚至达到妄想程度，精神世界的复杂性由此可见。幻想世界的东西，在患者看来，可以与真实世界一样坚如磐石，这让周围人感到偏执、不可理喻。对于这种情况，家属很难纠正患者的观念，更没必要陷入无休止的争执。家属需要做的是，注意患者的这些观念有没有出现加重、变多的情况，必要时带患者及时就诊，让精神科医生来鉴别真伪，制订治疗方案。

不能误读"妄想"

如果一名年轻人无故怀疑别的同学议论他、骂他，感觉周围人都特别注意他，怀疑被人跟踪，甚至还可能危害到他；如果一位求询者总是觉得自己的意念能控制其他人，你觉得他们有妄想吗？他们的思维内容确实有异常之处，但事出有因。他们反复纠结但无法摆脱，却有充分的症状自知力，能主动求诊，仔细梳理。我们有没有可能误读了妄想？

故事概要1：说者无心听者有意

这是某次疑难会诊的案例：患者是一名18岁的少年，曾反复住院，他自己和家人都很着急。

患者于14岁时无明显原因起病，表现行为孤僻、不愿意出门，不与人接触。放学后在家发呆，有时会长时间站在窗前，常无故自笑，自言自语。他猜疑心重，怀疑别人和路上的车跟踪、迫害他。他无故怀疑别的同学都在议论他、骂他，有时会凭空听到有人说话。感觉周围人都特别注意他，说别人都在传他的事情，门卫也骂他。他平时不敢和人对视，常用余光看人，又担心对方介意问"你瞅啥?"，上课时不敢看黑板，学习成绩逐渐下降。他心情烦躁，声称自己要撑不下去了，哭闹着要求家长带其诊治。

会诊当天，主诊医生在向他了解情况后，基本确定了上述想法的存在，而这些想法给他的学习与生活都带来很大影响，使他回避社交，无法适应学校生活。医生认为他存在评论性幻听（同学议论他）、被跟踪感和被害妄想，数次住院均诊断为精神分裂症，但多次调整药物，均未见明显疗效。

看到这里，你是否也认为这名患者的表现像精神分裂症? 其实，还有疑问需要澄清。

他为何有充分的自知?

当天患者说了这样一句话:"我觉得自己有些阴暗，总是认为同学不好，甚至有报复念头。每当这样的念头出现，我都认为自己很不应该、不道德，不符合自己的价值观，所以我在极力克制。"

有时他实在克制不住，就会主动要求住院治疗，病史描述是他哭闹着要求家人带他就诊。这段话引起会诊医生的注意。试想一下，一位患"精神分裂症"多年、药物治疗欠佳的年轻人，对自己能有这么深刻的批判吗? 他对症状有这么充分的自知力吗? 况且，如果自知力都恢复了，这个难治的点又在哪里呢? 诊断是不是有些偏差?

他的语言表达能力略逊，比如起初医生问他被议论，他无法准确表达，医生就举了一个例子。

医生："就像影视剧中描述的一个逃犯，他在饭馆吃饭，突然听到外面有警笛声，他就很紧张，怕是来抓他的，但一般人听到这种声音却并无任何反应。你当时觉得同学议论，也是这种类似的感觉吗？"

他（一时有些小激动）："对，对。还是这位医生理解我……"

他（解释）："我喜欢打游戏，喜欢二次元那种风格的小美女，有些性方面的幻想甚至手淫行为。有次，同学说打游戏看小美女的人很猥琐。一听，心中一惊，怎么同学都知道了我的想法，如果他们传出去，那以后还怎么抬头呢？"

讲到后来他多少有些飘，语速很快，能准确接住医生的话。甚至医生有些为调节气氛而夹带的话外音，他也能清晰理解，懂幽默，有很顺畅的情感交流。事后讨论，多数医生都认为这个孩子患情感性障碍，不像精神分裂症，他有片段的精神病性症状，但这不影响总体诊断。

故事概要2：特异功能与妄想

这是一名中年男性求询者，也受"精神分裂症"困扰多年。那天他独自从外地赶来，希望医生能照顾加号，他也等了一个下午，到最后才看上门诊。

医生先看了他在系统里预先提交的病史：高中时曾因思维怪异在某医院就诊，当时感觉自己有特异功能，能通过意念控制其他人咳嗽或跌跤。他自己觉得这样不好，但脑子里冒出来的想法他无法克制，老是纠结让他很焦躁。当时诊断为精神分裂症，采用药物治疗但疗效很不理想。他自己也逐渐意识到吃药只是自我安慰，但每天还是服用小剂量药物。就这样，那些纠结伴随着他十余年。他参加工作之后，领导和同事对他评价不错，只是他平时不大社交，生活并无大碍。他就是觉得总这样也不是办法，遂来上海求诊。

那天他进诊室后就主动打招呼，说医生也很辛苦。他有些拘谨，但交流无碍。他的问题发生在高中阶段，当时学习压力大，性格内向，他学习努力想报考心仪的高校。当时同班有一位学霸，深得老师赏识，这位学霸有时话里话外总是暗讽求询者几句，他敢怒不敢言。

但是有一天，他的脑中突然冒出一个念头，想着冬天寒冷，那位学霸怎么就不感冒咳嗽呢？那个念头一闪而过，但就在这时，那位学霸果真就咳嗽起来。最初他认为这只是巧合，但同样的事情发生过数次，他就觉得没那么巧。他怀疑自己有特异功能，可以通过意念让同学受苦。他沾沾自喜，同时又觉得自己不道德，但他竟然无法控制脑子里反复出现的类似想法。这一纠结影响学习，后来他害怕学校的环境，高考也很不理想。

或许那时医生认为他有妄想，所以诊断他为精神分裂症。在交流中，他很自责，自认为内心阴暗，希望医生能帮帮他。与前述病例相似，他也知道自己的异常，还主动求治。

核心症状表现

（1）**超价观念**。这是一种在意识中占主导地位的错误观念。它的发生通常有一定的可接受性和社会真实性，由于受到个体强烈情绪的影响，会对某些事实做出超乎寻常的评价，并坚信这种观念，从而影响行为。案例1的这位年轻人起病之初他的表现更符合超价观念。他对同学所言有过度联想和解读，对号入座，觉得同学是指向自己，猥琐也是很负面的评价。他也担心其他同学洞悉他内心的一些小心思，毕竟涉及性方面的隐私。他在这个心理背景下越发敏感，逐渐扩大到片段言语性幻听、怀疑被跟踪等异常体验。注意，他用"怀疑"一词，可以理解为这不是确信。如果要认定属于妄想，尤其是精神分裂症患者那种荒谬的妄想，还需慎重。

（2）**强迫思维**。两个案例都存在那些极力克制却难以克制的报复同学的想法，伴有自责和纠结，已经成为他们后来就诊和住院的主因，这具有强迫症状特征。

（3）**幻听体验**。至于案例1年轻人的幻听，可能有几个原因：首先，可以是情感障碍患者的常见症状，比如抑郁症患者就常有贬低性的幻听体验，说他们没能力、人没用等。其次，双相障碍患者更易表现出精神病性症状，包括幻听以及妄想体验。最后，儿童青少年也常有片段的幻听体验，有时和幻想性体验交织，应仔细鉴别。不能仅仅根据幻听、超价观念就轻易诊断精神分裂症。

我们希望你明白

（1）**症状梳理不能先入为主**。看上去比较怪的症状和体验可能事出有因，未必能成为确诊精神疾病的可靠症状。医生应该更多关注患者的体验特点。上述病例中患者的想法与精神分裂症的被动体验有所不同，正常人对自己的精神和躯体活动有着充分的自主性，即能够自由支配思维和运动，并在整个过程中时刻体验到这种主观上的支配感。

肯定的妄想指向严重精神障碍。因此如果判断存在妄想，对方可能就被贴上严重精神障碍的标签，病耻感、过度的药物治疗甚至住院都可能对应而来。

（2）**妄想**。妄想是在整本书中经常提及的一个概念，妄想是在病态推理和判断基础上形成的一种病理性的歪曲信念。特征如下：① 妄想内容与事实不符，缺乏客观现实基础，但患者仍坚信不疑；② 妄想内容往往涉及患者本人，且与个人具有利害关系；③ 妄想内容具有个体独特性，是个体的心理现象，并非集体信念。可见思维内容与事实不符是妄想的要点。

"谎言"背后可能是病态

妄想内容一般属于个人的特殊体验，且具有利害关系。前面我们讲过妄想是在病态推理和判断基础上形成的一种病理性的歪曲信念，其内容与事实不符，但患者仍坚信不疑。可见思维内容与事实不符是妄想的要点。大家平时肯定也听到过甚至接触过诈骗案例，骗子目的明确，可能讲得天花乱坠，所讲内容与事实不符，这些骗人的鬼话，本来和我们讨论的妄想根本扯不上关系。但谎言和妄想有时真不那么容易区别。

故事概要

一名68岁的男性，无精神疾病就诊史，伙同他人行骗时宣称自己有皇家资本、民族资本、军方背景等，因诈骗数额巨大被判无期徒刑。入狱后，他宣称自己是特工、为国家做事，以前从未透露过身份，这次被判刑入狱，觉得监警是信得过的，所以说出实情还要上诉。他手写的上诉书大致也是上述说辞。

其他医生听了他的话都认为这很难让人相信，说骗子就是这样。而且现在也只有他的片面之词，没有旁证，很难判断是精神病还是骗子的套路。

那怎么区分他是为了行骗编出来的谎言还是妄想呢？这里我们先以A医生和B医生的讨论展开。

A医生："有个涉嫌诈骗的对象，法院已经判决无期，他要上诉。他写的材料还真荒谬，一时很难判断他是编的还是真有精神障碍。"

B医生："这种有点难的，我理解凡是这种说辞的，诈骗居多。"

A医生："那他还有底气上诉？"

B医生："上诉是他的权力，上诉理由就是身份特殊这些？如果内容荒谬，一般也装不出来吧，或许真有病。我觉得也难以判断是不是妄想，感觉很像。那还有旁证吗？"

A医生："目前没有可靠的旁证，他的家属也没联系到。他说他是再婚，连结婚、离婚都是组织安排的。"

B医生："那他个人情况，实际是干什么工作的？文化程度如何？"

A医生："他文化水平不高，能编出这么逻辑性强的谎话不易。"

B医生："是啊，缺乏可靠的资料时，判断是病非病要靠点直觉。我有个疑问，他说自己是特工，做秘密战线。如果真如他所说，他怎么解释他到处说有皇家资本、军方背景呢？按理说，他要严格保密，不显山露水才对。"

A医生："对的，我也是这样想的，他一方面说保密，另一方面又在行骗时这么直白地说。在监狱里，他说也只和警察说起过，但是其他犯人反映听到他也在说这些事情。所以我觉得他现在还继续在骗，因为判了无期所以想上诉。看判决书，从2006年左右他就开始骗人了。他说上诉理由为国家做生意？是执行金融方面的秘密任务。"

B医生："还有一个点挺奇怪的，他被抓住一段时间，案件调查过程也比较久，甚至都判决了，他为何不亮明身份？"

A医生："他说是绝密，单线联系。觉得司法部门那些人不可信，到了监狱后一看这里的警察都是好人。"

B医生："我基本可以断定这人是个骗子！监狱里为何都是好人？难道其他罪犯也是好人？"

A医生："他还说有几箱民国时期的宫廷茅台酒，价值10亿，听上去是不是很荒唐？还说绝密50年。这是向行骗对象证明他有钱，才能吸引或唬住被害对象吧。"

B医生："好像不对，这个人的情况还要掰一掰。我要看看他手写的所谓上诉状。你们当时精神检查时是什么感觉？"

A医生："当时就听他一个人说，而且说起来非常流畅，要么就说有旁证。他还说自己车祸骨折是有人故意害他，自己出生入死之类的。他上诉书内容相当多，而且逻辑有点乱，看上去又像有精神病了？

64

他在上诉书中是这样说的:'我是香港大中华恒威公司法定代表人,中国人民解放军抢救出来1 000亿元美金债券,我的任务是把这些美金债券投入国办公司,我手里还有700多亿元人民币,还有870亿元美金债券,需要交给中央。(我的任务)在全世界范围内铲除危害国家安全因素的人和事件,我们是单线联系,(我的)下线是……,我在境外执行任务的名字是林生。'"

B医生:"嗯,我判断这个人是有精神病,至少目前存在肯定的妄想。可能行骗初期就有妄想体验,夸大之词正好迎合骗局,是不是也被同伙利用。"

核心症状表现

(1)**系统性妄想**。他以一整套相互关联的妄想为核心症状,围绕在特殊身份、特殊任务上,具有系统性,内容较荒谬,但他坚信不疑,言之凿凿。尽管其妄想体验与涉案的诈骗情节相互交织,目前其精神异常表现仍非常突出,具有精神病理意义。他能长期较好保持社会适应能力,当不涉及其妄想时,周围人一般不易察觉其精神异常。

(2)**言语夸大**。虽然其言语内容有夸大色彩,但无明显亢奋、激惹等情绪体验,不符合躁狂发作的表现。目前其认知功能无异常,头颅影像学检查也无阳性发现,因此其精神症状继发于器质性疾病的依据不足。其起病年龄虽无法准确追溯,但据其前妻反映,在与他生活期间,已发现其怪异的思维及行为,如认为病故的弟弟被人陷害、打了毒针，自己是某组织的人，偶尔会自言自语。最后医生诊断他患妄想性障碍。

我们希望你明白

（1）**注重整体判断**。这个案例让两位比较资深的医生都觉得难以判断，参与讨论的医生之间其实还存在争议。患者的症状持续时间较长，紧密围绕在他所涉及的刑事案件中，情况复杂，需要多方面了解。通过整体梳理，参考知情者提供的情况、他自己的上诉书内容，初步判断整个案发过程具有妄想驱使与行骗的双重动机。

（2）**系统性妄想的特点**。系统性妄想在临床上尽管不那么常见，但很有特点。系统性妄想主要指的是一类在内容上前后相互联系、结构严密的妄想。主题围绕某一个核心问题，将周围所发生的无关事情和妄想联系在一起，逐渐形成一个结构牢固的妄想系统。

思维异常有苗头

精神分裂症患者在首次发作前常常存在一段特殊时期，会表现出一些非特异性症状，如感知觉异常、猜疑、怪异想法、焦虑抑郁、睡眠障碍、记忆力和注意力障碍等改变。他们在此阶段具有部分自知力和现实检验能力，常会因精神痛苦而主动求助。一般认为，上述表现可能是精神疾病前的高危状态，被称为"精神病临床高危综合征"或"精神病前驱期综合征"，可见病理性的苗头更明显，部分案例可能发展成精神病性障碍。

故事概要

患者35岁，女性，在某服装厂做女工，工作表现尚可，安分守己。患者三年前与其丈夫离婚，女儿归男方。患者自述最近大半年来，逐渐感觉周围人不怀好意，总是拿她离婚说事儿，觉得单位同事、邻居等也认为她不是良家妇女。周围邻居一旦提到别人离婚什么的，患者就认为邻居在含沙射影地讽刺自己，有时甚至在路上走都感觉被人跟踪。患者称这种感觉几乎每天都有，为此连工作也不去做了。家人曾反复劝说患者是想多了，患者勉强能接受。

患者称有时能听到窗外有鸭子叫声，也曾询问过姐姐，但姐姐并没有听到叫声，也没看到什么鸭子。这个情况大概一个月有三四次。家人觉其想法偏离正常，故来医院门诊咨询。门诊诊断猜疑状态，予以小剂量抗精神病药治疗。

核心症状表现

（1）**感知觉障碍**。她存在片断性幻听。典型的真性幻听体验，患者一般觉得听到的声音和日常语言交流中的体验非常类似，他们常认为都是真实存在的。

（2）**弱化阳性症状综合征**。阳性症状是精神科经常使用的一个概念，可以理解为比正常人凭空多出来的症状，比如幻听、妄想就是最常见的阳性症状。考虑患者目前符合精神病临床高危综合征中"弱化阳性症状综合征"这一分类。她对猜疑、牵连观念、被跟踪感体验似信非信，尚未达妄想程度，对异常症状具备部分自知力。

（3）**症状表现特点**。其症状持续时间较短，主要呈现弱化的阳性症状群。其感知觉、思维和情感体验的异常程度尚未达到精神分裂症的诊断标准。

我们希望你明白

（1）**加强评估**。对于一般民众而言，尽早发现思维或行为中的异常，及时就诊最为关键。本案例经过访谈，医生判断为"精神病临床高危综合征"。所谓高危，指其中部分病例会转化成精神分裂症。

（2）**如何看待早期药物治疗**。精神科既往常有"诊断从宽，治疗从严"的表述，对临床似是而非的精神异常，建议早用药治疗改善预后。医生通常选择安全性佳的药物，使用合理的剂量，根据患者的转归调整用药。其本意是希望不漏诊严重精神疾病，及时治疗，这更多是临床经验的体现。

（3）**基于评估的规范治疗**。其实对这类前驱期或高危状态的对象是否开展治疗，选择什么治疗方式是一个难点。如通过症状、脑电或脑影像学等综合评估方法，早期识别出当中真正会转化成精神病的对象，并开展针对性治疗更为关键。心理干预和物理治疗对高危综合征的干预有效，也避免了药物的不良反应，值得进一步探索。基于评估，充分平衡风险—获益的审慎治疗方案才是更可取的。

03　特殊群体"与众不同"的思维

做"白日梦"的孩子

孩子的世界总有很多天马行空的想象。我们一方面希望他们要有丰富的想象力，另一方面又会习惯性地用成人视角去判定这样的想象合不合理。特别是当孩子沉浸在自己的想象里，有时过于沉迷于此时，家长就会担心：孩子是不是出现了幻觉，分不清现实和想象？这些让人匪夷所思的"想象"，到底是正常的，还是精神疾病的前兆呢？

美国家庭剧《成长的烦恼》就有一集，说家里最小的女儿克莉斯有一段时间经常和一只假想的大老鼠Ike一起玩。她们像所有的好朋友一样，玩喝下午茶的办家家游戏，一起分享快乐。在电影《头脑特工队》里，情绪角色乐乐在大脑长期记忆区里找到了小女孩小时候的假想朋友"冰棒"——一只混合了猫、大象和海豚特征的粉红色毛绒公仔。更特别的是，它的身体是用棉花糖做的。当它哭的时候,掉下来的并非眼泪,而是五彩缤纷的糖果。在"冰棒"的帮助下,大家一起克服了困难。看起来,这个被艺术作品提到的"假想朋友"似乎很常见。因此,并不是所有的不切实际的想象都是有问题的。

故事概要

一位名叫小虎的8岁男孩就因为出现类似的"想象"问题,被老师要求由父母带去医院见精神科医生。

小虎是个虎头虎脑的男孩子。从小因为父母工作忙,他大部分时间都是老人帮忙照顾的。周末的时候,父母会全身心陪伴孩子,对孩子也很了解。小虎虽然有时很调皮,但是经父母提醒后,也能很快控制好自己。可是最近妈妈总是听到小虎指着空房间说"有人"。若不是妈妈是无神论者,大概也要相信所谓"孩子看到了不干净的东西"。有时,小虎会说自己有个朋友,叫莉莉。妈妈当然知道小虎的身边没有叫这个名字的朋友,就问小虎:"你在哪里见过莉莉?""在上次野餐的时候,她还和我们一起去玩飞盘呢。"小虎回答。有时,小虎会给这位叫莉莉的朋友准备好吃的,和她聊天,说说同学间的那些搞笑的事情。

上课的时候,老师发现小虎会自己发笑,可上课的内容明明没有什么可笑的。老师提醒了小虎后,他能马上集中注意力回到课堂上,可是,有时候仍会望着窗外,脸上露出笑意。

老师担心孩子，问他："小虎，你想到了什么开心的事？"

小虎双眼放光，开心地说："奥特曼来找我帮忙，我们一起合力打败了怪兽，拯救了地球。真是太开心了！老师，我是不是很厉害？哈，哼，嘿，几下就把怪兽打趴下了。哈哈哈！我是拯救地球的大英雄。"

老师和小虎的爸爸妈妈提到了小虎的"白日梦"，沉浸在幻想中的小虎，看起来还挺自洽的。但是次数一多，就让人有点担心了。这到底是怎么回事？老师建议咨询一下专业人士，好让老师、家长都能知道该如何应对。

核心症状表现

小虎的情况在儿童中并不少见。很多孩子都有过假想的朋友。孩子在一个人的时候，会幻想出一个朋友和自己玩，特别是孤独的、没有朋友的孩子。如果家长能允许孩子去表达，了解孩子的假想内容，就不必太担心。大部分的假想朋友，在孩子长大后就会慢慢消失。就像电影《头脑特工队》里呈现的方式一样，当孩子长大后，那个曾经很重要的假想朋友、陪他度过孤独期的假想朋友，就会被遗忘，因为孩子发展出了更多应对独处、自我安抚和取悦自己的方法。家长多听听孩子的假想朋友有什么特质，也会更了解孩子需要什么。

我们希望你明白

（1）**孩子是病了吗？**家长带孩子来就诊，希望了解孩子是不是得了精神病？看到并不存在的人，是幻视吗？但孩子除了比较调皮，其他方面还是很正常的，睡觉、吃饭也都不错。老师和家长不断依据自身的经验轻易给孩子下诊断。当发觉孩子出现"与众不同"的思维表现时，可带孩子先去医院做个评测，由专业医生来判断孩子到底是不是病了。

（2）**评估观察。**小虎沉浸在"白日梦"的状态，医生可能要做一些评估来加以区别。比如，想象力丰富的孩子可能会做白日梦，但是经过提醒就能回到当下的现实，而且他知道什么是现实、什么是想象，也没有其他的表现。

但是有一些注意缺陷与多动障碍的孩子，也就是俗称的"多动症"孩子、A娃，也有天马行空的白日梦，且经常出现。除此以外，这类孩子还会表现出其他形式的注意力不集中、小动作多，比如简单的四行字写了两个小时，做事磨蹭，写作业时摸摸橡皮、玩玩笔，上课时戳橡皮、拆活动铅笔等，还会翘椅子、踢桌子，看起来毛毛躁躁的，写字总是少一笔，读题不是多一个字就是少一个字，粗心又调皮。但是，对于病与非病的结论，一定要去专业机构由专业医生经诊断后确认。非专业人士不可妄下结论。

（3）**重视病理性的可能。**只有当孩子的幻想影响了正常的生活，或者让周围人觉得很不协调，才要考虑孩子是不是真的有精神障碍了。比如孩子沉浸于幻想中，无法被拉回现实世界，家人就一定要重视了。

喜欢按部就班的宝贝

日常生活中物品摆放整齐，做事有条不紊，当然是好事。可是，如果一个人太讲究秩序，做什么都要排序，就会让人觉得刻板。比如有人回家一定要先洗手再换外衣、开房间的灯，如果顺序颠倒，就会让他不舒服。这种情况常见于强迫症患者中。这类患者会要求秩序严格和完美，缺少灵活性、开放性，常会给人按部就班、墨守成规的刻板印象；他们不允许有变更，生怕遗漏某一要点。有些孤独症的孩子也会有这样的表现，秩序敏感往往是他们比较常见的症状之一。随着科普的宣传，有些家长看到孩子出现秩序敏感的状况，就会感到紧张，担心孩子是孤独症。其实，在孩子的发育过程中，有一个必经的阶段，孩子可以有秩序敏感的表现，但是随着孩子长大，这部分的表现就会减少甚至消失。我们来看看小江的故事。

故事概要

小江是个2岁半的男宝宝。爸爸每周六都会带孩子去家附近的社区活动中心参加早教班。通常，爸爸会骑车带孩子出门，到了早教中心之后，把车停在大门的右侧。可是这一天，爸爸看到大门左侧的空位更多，就把车停在了大门左侧。在这天的活动中，小江一直表现得很不愉快。早教老师也察觉到了孩子在互动时心不在焉的变化。课后老师和爸爸沟通，复盘了今天的经历，最后把"矛头"指向了大门左侧的自行车。原来孩子进入了一个秩序敏感期。

孩子在2岁后逐渐进入秩序敏感期，对事情发生的程序会有完美的要求和预先设计。通常，孩子习惯了事情发生的特定程序之后，就会渐渐偏好那种安排；一旦被调整，就会变得焦虑不安。小江习惯了爸爸的车停在早教中心大门右侧，对于左侧的停车行为表现出不能接受，因为这打破了之前他已经习惯了的秩序。

老师又举了个例子。当天早教课前，老师让孩子们去拿自己喜欢的玩具，小江跑去告诉老师，有个娃娃原来放在第二个箱子里的，每次都能看到它，今天却不在那里。当老师和他一起找到娃娃后，他把娃娃准确放回了原位，这也是秩序感的表现。也就是说，孩子发现某个东西不在常规放置的地方，很希望那个东西能放回原处。

妈妈想起来，有次小江回家，发现门口妈妈的拖鞋不见了，也表现得很着急，其实拖鞋只是在不远处。当拖鞋被放回原位后，小江才表现得更开心一些。

老师："如果家里有人穿了妈妈的拖鞋，小江会怎样？"

妈妈:"他会很着急! 一定要我们换回来。"

老师:"这是孩子对事物所有权的敏感表现。家里的物品是属于谁的,就是谁的,其他人都不能动用,否则就是破坏了事物存在的法则,孩子会执着地纠正和维护。"

妈妈(担心):"孩子是不是太刻板了? 如果万一遇到破坏秩序的事,孩子适应不了,这可怎么办? 会对孩子影响很大吗? 这种刻板与孤独症有关吗?"

老师:"当秩序得到满足时,孩子能感受到真正的平静和快乐。而符合预期的秩序可以帮助孩子适应环境,良好的环境能帮助孩子独立自主,建立自信。另外,事物的秩序和规律可以帮助孩子建立最初的逻辑感,提升认知。秩序也可以帮助孩子建立规则意识。所以,如果秩序被破坏,会给孩子带来不安全感。至于是不是孤独症,可能需要医生来判定了。"

核心症状表现

(1)**对秩序的需求**。孩子在正常发育的过程中,2~4岁年龄阶段会经历秩序敏感期。有些孩子面对秩序的破坏往往会有哭闹等过激反应,甚至提出一些看似无理的要求。

(2)**完美与强迫**。追求秩序和完美可能是孩子性格特征的早期表现,但有强迫症的人还会有刻板重复的行为,比如反复洗手、反复消毒、反复清点;书本一定要把边角压平,甚至到了影响正常生活的程度;有的孩子在上课途中为了数清楚到底有几块地砖，会反复来回好几次，导致上课迟到。

（3）有无孤独症表现。至于孩子是不是孤独症，主要还是观察孩子的社交行为。如果孩子能主动和他人交流，语言发育与同龄人差不多，那就不用太担心。如有社交方面的困难，就需要找专业的儿科精神科医生做评估。

我们希望你明白

孩子在正常发育的过程中会经历秩序敏感期，家长一定要保护、理解、尊重这个阶段孩子对秩序的需求，并给他们提供一个有秩序的环境。如果孩子的需求是合理的，家长可以尝试接纳孩子的情绪，并尽量满足他们的愿望。对于不合理的需求，家长就要灵活变通了，可以通过拥抱、讲孩子能听懂的道理、转移注意力或寻找替代目标的方法来安抚孩子的情绪。家长也需要为孩子提供相对稳定的生活环境，因为频繁变换的生活环境，将使得孩子很难产生稳定的秩序体验。家长更可以"用魔法打败魔法"，借助敏感期培养良好的生活习惯。

我家宝贝是"白痴天才"吗

英国男子丹尼尔·塔曼特（Daniel Tammet）拥有惊人的记忆能力，能将圆周率背诵到小数点后2万位，并精通10种语言，可他却是个缺乏社交能力的孤独症患者。这种人被人们俗称为"白痴天才"。在我们身边，会有一些孩子，很小就会背唐诗300首。别人的家长看到往往都羡慕不已，甚至还会忍不住去讨教怎样才可以让自己家的孩子也变成天才？不过也有人质疑，"过早过度开发大脑"是不是真的对孩子的发展有好处？《世说新语》有云："小时了了，大未必佳。"天才少年成年后也可能成为庸人。到底那些"聪明"的孩子是不是"天才"？

故事概要

这天，诊室来了个很可爱的3岁女孩子，妙妙。妙妙从2岁开始进入托班，就经常跟着老师背古诗，一周一首。很快，妙妙就学会了50～60首唐诗，爸爸、妈妈和老师都以此为傲。相比之下，同班的孩子，有些连简单的句子都说不完整。爷爷想给妙妙报个学习班，认为"这么好的苗子，不可以浪费掉！苗苗可是个天才呢"！老师给妙妙安排了识字课、拼音课、计算课。一开始，妙妙还能应对，后来就对上课越来越抵触，提到上课就会哭，甚至连幼儿园也不想去了。一年以后，妙妙对之前背的古诗已经忘了大半，零星学会的拼音也基本忘了，不过识字越来越多，和朋友相处越来越多。妙妙对于地铁路线了如指掌，因为爷爷每次带她出门坐地铁都会教她识字、认站名，现在妙妙成了"活地图"，报个站名给她，她就能说出路线来。爷爷责备妙妙的父母，认为他们耽误了妙妙的出众才能。爸爸妈妈心里也很委屈，一边要面对老人的责备，一边想尊重孩子的感受，不想逼她做不喜欢的事。于是，大家找到了专业医生来求助。

　　爷爷奶奶："孩子真的是很聪明，一学就会。现在不好好培养，老是去学跳舞、画画，真是浪费了！"

　　爷爷和医生见面的时候很自信，对妙妙的父母很是不满。

　　爸爸："虽说孩子很聪明，不过过于早慧，我也很怕她有问题。我看有些报道说天才孩子有的可能是孤独症，所谓的'白痴天才'。你看，她之前明明都会背的诗，现在识字了，反而不会了。是不是变笨了？不知道医生有没有测试的方法？"

　　爸爸看起来又有其他的顾虑。

　　医生："家长们都坐下吧，我给孩子做个简单的测试……"

妙妙大方、愉快地回答了医生的提问。

医生:"孩子是个很不错的正常发育的孩子,并不是天才,也肯定不是'白痴'。"

妙妙离开诊室后,小杰按时来复诊了。小杰今年参加中考,以高分进入了市重点高中,妈妈来跟医生报喜,分享好消息。但其实,小杰直到2岁半都没能说出完整的句子来,反应也有些慢。当时的测试结果提示,孩子的语言发育落后于同龄人,也就是"发育迟缓"。进入幼儿园后,小杰的社交自然也很困难,交不到朋友,他只能和自己玩。妈妈在医生的帮助下找到了康复机构,每周大半的时间都用来陪小杰,把训练师教的方法一遍遍在小杰身上进行实操。一年后,小杰的语言终于有了很大进步,妈妈拉着医生的手分享好消息时,喜极而泣。不过后来的过程还是很艰难。小杰的语言越来越多,看起来和同伴没有什么差异,但是仍然会表现得很刻板、不易变通,对不喜欢做的事,妈妈怎么"威逼利诱"都很难"得逞",动手能力也很差。与此同时,小杰在数学方面的"天赋"却越来越明显。小学毕业时,小杰已经获得了很多数学比赛的奖状,但是他仍然朋友不多,总是会抱怨语文作业太难,不愿完成。不过虽然如此,小杰还是顺利完成了初中学业,凭借理科高分,考进了市重点高中。虽然他有时候看起来还是有些"固执""一根筋",不过他的才能也是大家有目共睹的。

核心症状表现

（1）**机械记忆与理解**。低龄的孩子并不理解所背诵材料的意义，而是根据事物的某些特征来记忆。因此，他们能够背诵大量的唐诗，并不意味着他们真正理解这些诗歌的含义。

（2）**被动"接受"**。2岁孩子的记忆往往出于被动"接受"，成年人要求他们记忆什么，他们就记忆什么，而不是主动理解式记忆。所以，有的孩子能够背诵300首唐诗，更多的是依赖于其较强的机械记忆能力，而非深入的理解和分析能力。关于妙妙表现出来的"活地图"能力，也是同样的原因。

我们希望你明白

低龄孩子的理解能力不足，机械记忆更强，这种偏被动的接受并不意味着没有价值。事实上，背诵诗歌对于2岁孩子的语言发展有一定的促进作用。诗歌因其鲜明的节奏和韵律，容易吸引孩子的注意力，从而在他们心中留下深刻的印象。背诵诗歌可以激发孩子的想象力和创造力，培养专注力和控制能力。

而像小杰那样孩子，即使学科成绩很好，远超同龄人，却依然面临很多的"问题"——语言发育晚，做事刻板，甚至有社交困难，自理能力也有限。面对这样的孩子，家长和老师可能需要更多的耐心和理解，在孩子的成长之路上，给予足够的帮助与照护。

总爱疑神疑鬼的少年

很多孩子进入初中后，开始表现出青春期的特征：关注自我，希望被肯定。但是有时他们会出现人际交往的困难，总担心别人不喜欢自己，排斥自己，但又没有十足的证据。如果只是捕风捉影，可能会容易翻篇，但也有些孩子会疑神疑鬼，觉得有人针对他，会认为整个班级或群体都在孤立、排斥他，甚至觉得学校里存在针对他的某种"阴谋"。有的孩子会经常莫名听到有人叫自己名字，但是转身发现身边并没有人。时间一长，家人难免会担心，万一发展下去，孩子是不是就是"精神病"了呢？

故事概要

东东第一次来门诊就诊的时候是小学5年级，小男孩长得虎头虎脑的，很可爱。妈妈说孩子可能得了精神病，特别是有时会"幻听"，做了很久的思想斗争，还是决定带孩子来找医生问问情况。照例，医生都会问问孩子的发育情况和在学校的情况。妈妈说孩子很聪明，老师都这么夸他，可是上课的时候，孩子老是插嘴。一二年级的时候，老师想着孩子年纪小，刚进学校，难免兴奋，本着多鼓励、多引导的原则，对孩子很包容。可是三年级开学，班里换了老师。新老师对孩子们的课堂纪律也要求严格起来。

"老师说我的字写得不好看，一直要我重新写。上课讲话，也会被扣小星星。太没劲了！"说到那年的经历，东东就垂头丧气的。这些还不算，东东觉得同学们都不喜欢自己了："我们做小组活动，他们都不带我，我也不知道去找谁组队。问他们，就说'我们人已经满了。'哪有那么巧？"妈妈也因此感到很苦恼，谁不希望自己家的孩子被同学喜欢呢？可是东东有时会发脾气，总也控制不住自己。妈妈提到有一回，同学不当心碰到了东东，东东转头发现同学正拿着笔对着他，非说同学要欺负他，然后就打了起来。

为了避免类似的事发生，妈妈和爸爸只能反复唠叨，提醒东东要懂事、别惹麻烦。时间一长，东东的行为是有了收敛，可是最近东东突然会问妈妈："刚刚你叫我了吗？"可妈妈并没有叫他。后来东东告诉妈妈，下课的时候，他也会听到有人叫他的名字，起身去找，却又找不到谁在叫他。一开始，妈妈想当然地认为东东又在调皮了。可是东东接连提了几次这样的事，那声音是确确实实听到的，妈妈开始担心起来了。医生给东东做了评估，认为他有些注意力不集中的问题，除此以外并没有其他的问题。医生建议妈妈要理解东东的困难，多鼓励、少批评，让东东放松些，不要一直感到有人在盯着他、以防他又犯了错。妈妈答应回家试着调整一下。

第二次见到东东是一年后的事了。东东已经进入了初中。虽然东东不再经常莫名其妙听到有人叫自己，可是新环境里的同学关系却成了东东的新困扰。东东总是担心同学在背后议论自己。

东东（声音越来越低，甚至快要哭起来）："同学从我身边走过，故意背对着我，好像我身上有细菌要传给他。还有人不当心碰到了我，会拍拍衣服，那不就是在嫌弃我吗？我一走近他们，他们都不说话了，前面明明还聊得挺欢的样子。上课的时候，他们总是会不经意看看我，可能是要看我出丑吧。"

妈妈（抚摸着东东的背）："那不是真的啦，你不要这样担心，同学不会这样的。"

东东："就是的，就是这样的。你一点儿也不理解我！"

进入初中后，学习越来越难，东东的成绩在班里挂车尾。东东很想努力赶上去，但学习效率还是不高，越来越吃力。这次来就诊，是因为东东感到在学校被针对了，很不安全，仿佛下一秒就会有人冲过来伤害他，所以他随身带了一把小刀"防身"。这么一来，妈妈意识到了问题的严重性，才把东东带来就医。妈妈想知道，东东的"疑神疑鬼"是精神病吗？

核心症状表现

（1）**类精神病体验**。类精神病体验是指个体出现的一些类似于精神病症状，但程度相对较轻或尚未达到精神病诊断标准的体验。类精神病体验涵盖感知觉、思维、情感等多方面的异常，常见如下表现：

感知觉异常，比如听到不存在的声音，或者看到一些实际上不存在的影像，如光影、物体或人物。

类妄想体验，产生一些不切实际的想法，如觉得有人在监视自己、想要伤害自己，或者认为自己有特殊的能力、使命等。它与妄想的主要区别是，这种感受的强度较低、持续的时间短，现实检验能力受损并不严重。

思维联想障碍，如思维不连贯、想法跳跃、难以组织清晰的语言表达自己的思想，或者在思考问题时逻辑混乱。

异常情感体验，出现情感反应与现实情境不符的情况，如无缘无故地大笑或哭泣，对周围的事物缺乏情感反应，显得冷漠、麻木。

（2）类精神病体验的可能机制。青少年大脑处于快速发育阶段，不同脑区发育速度不一致，可能导致神经连接和功能出现暂时的不稳定，如前额叶皮质发育相对滞后，影响对情绪、认知等的调节能力，增加类精神病体验的风险。青春期体内的神经递质水平波动大，多巴胺分泌增加或调节异常也可能引发幻觉、妄想等症状；5-羟色胺水平改变也会影响情绪和认知，导致情感异常等体验。

具有敏感、多疑、内向、孤僻等性格特质的青少年，面对压力和挫折时，更易产生内心冲突和心理矛盾，从而出现类精神病体验。不良的生活环境、学业负担过重、考试压力大、与同学关系紧张、遭受校园欺凌等都可能使青少年心理不堪重负，出现精神心理问题。

我们希望你明白

（1）**加强对类精神病体验的理解**。这种异常体验的产生受到遗传、神经发育、递质水平不稳定、生活环境应激等多方面影响。上述因素有些是难以改变的，如遗传背景，但有些是可以主动调控的。

（2）**注重心理调适**。家庭关系不和谐，比如父母经常争吵、对孩子过度控制或放任不管，都会使青少年缺乏安全感，心理压力增大，可能引发类精神病体验。学业负担过重、考试压力大、与同学关系紧张、遭受校园欺凌等，都可能使青少年心理不堪重负，出现精神心理问题，相应干预就十分重要。

（3）**重视精神疾病的早期表现**。类精神病体验偶尔出现，家长一般不必紧张。但如果它频繁发作且影响学习、生活和社交功能，就可能是精神疾病的早期表现，须予以重视，及时寻求专业帮助。

（4）**慎贴标签**。考虑到儿童青少年特殊的发育背景，以及言语表达和描述能力的限制，医生对上述类精神病体验的评估和随访就显得尤为重要。随访观察，症状有疑问时慎下诊断，以免贴上精神病的标签，给孩子增加病耻感，影响孩子的正常生活。

怕胖与过度节食

在当代社会环境下，年轻人对"肥胖"的恐惧已演变为一种复杂的社会心理现象。比如社交媒体上热论的身材焦虑话题、健身博主展示的完美体态，都在不断强化"以瘦为美"的审美观，年轻人不自觉间会将胖瘦与自我价值绑定。快节奏生活催生的即时满足需求、高热量食品的诱惑与规律运动懈怠的矛盾，进一步加剧心理冲突——既渴望美食，又担心身材走样而产生负罪感。过度关注体重、职场"形象即竞争力"的隐性标准，也在潜移默化中构建起外部压力，折射出当代年轻人在追求理想自我与应对现实压力间的深层焦虑。

怕胖是可以理解的，但若过度节食会导致身体损害甚至引发进食障碍（eating disorders，EDs）。对进食障碍患者来说，食物意味着敌人，吃就意味着失控，但他们有时又会突然失控，贪食后陷入强烈的自责和后悔。要改变这种思维，需要重建与食物的关系。进食障碍的康复不是一条直线，有时会倒退，有时会原地徘徊，但人们的身体值得被善待，心灵值得被治愈。食物本身没有对错，关键是找到更健康的方式来应对情绪。

故事概要

我一直以为自己只是"有点节食过度"。控制饮食、计算卡路里、忍受饥饿——这些不是自律的表现吗？但我的身体质量指数（body mass index, BMI）已经低于健康范围，心率也偏低，甚至停经，这时我才意识到事情的严重性。

医生告诉我，困扰我的是进食障碍，需要接受系统的治疗。我不确定自己能不能做到，但我决定试试看。

正式开始饮食治疗的第一天，医生端上来的饭菜让我有些紧张——米饭这种精细碳水我已经很久没碰了。

医生轻声说："你需要足够的营养，才能让身体慢慢恢复，现在你需要按照饮食计划，定时、定量、定点进食，这样才能够帮助你重建与食物的关系。"

我知道他说得对。可是我的脑海里像有个警报器在大喊："这热量太高了！你会长胖的！"医生似乎看到了我的不安，他鼓励我正念进食。

他说："将注意力放在食物上，去感受食物的味道、颜色、温度。"

虽然手里的筷子像千斤重，但我还是闭上眼睛，吃下一口米饭。奇妙的是，随着咀嚼动作的持续，大脑里的警报器反而越来越弱，我渐渐能够感受到米饭是软的，带着微微的甜味——这是一种久违的温暖，甚至……安心。

第一天，我只吃了一半就吃不下了。

但医生告诉我："没关系，身体适应需要时间。"

每天的饮食计划由营养师安排，目标是让BMI回到健康范围。这期间，我经历了无数心理挣扎——罪恶感、焦虑、不安……但当体力逐渐恢复，头晕减少，手脚也不再冰冷时，我意识到食物不是敌人，而是支撑我生活的伙伴。

核心症状表现

（1）**错误的思维模式。**"我胖了就没人喜欢我。""如果我不控制饮食，就会一发不可收拾。""我必须瘦，才值得被爱。"……这些想法像荆棘一样缠绕着患者的大脑。

认知歪曲："吃一块蛋糕=变胖"→现实是，偶尔吃一块蛋糕不会导致体重明显变化；"胖=失败"→体型并不决定人的价值，健康标准因人而异；"必须完全控制饮食"→健康的饮食是灵活的，而不是极端控制的。

无法自我接纳：每天看到镜子里的自己就觉得好胖、好难看。此时，脑海里再次响起"你应该少吃一点"的声音。

（2）**进食障碍**。进食障碍是以饮食行为紊乱、体重/体型认知失调为核心特征的一组精神疾病，主要包括神经性厌食症、神经性贪食症和暴食症。这些障碍与严重的生理损害、高共病率（如情绪障碍）及自杀风险密切相关，其中神经性厌食症的死亡率居精神疾病首位。

我们希望你明白

（1）**健康生活方式和正确引导**。倡导健康生活方式，做好健康自我管理，积极保持体态。对人们对体重的过度关注、职场中某种"形象即竞争力"的隐性标准要有所认识和引导，对肥胖的恐惧导致的过分节食、催吐及过度运动等极端行为应加强干预。

（2）**积极治疗厌食症**。要挑战错误的思维模式，改变"食物意味着敌人，吃就意味着失控"的观念。目前进食障碍的治疗主要包括营养治疗、心理治疗和药物治疗。营养治疗是进食障碍的基础治疗，目的是帮助患者正常化饮食，恢复体重或者减少暴食行为。在心理治疗方面，认知行为治疗可以矫正认知歪曲，减少问题行为；辩证行为治疗帮助情绪调节，降低暴食冲动；家庭治疗适用于青少年，强调家庭支持作用。对妨碍进食障碍的情绪、睡眠和行为问题给予对症药物。

学会觉察情绪，而不是被它吞噬。坚持正念进食：专注于食物的颜色、味道，而非"控制"或"失控"的焦虑。

性情大变的老人

常有人提出疑惑，家中的老人以前都很正常，现在却性情大变，经常无中生有，不是怀疑老伴有外遇，就是怀疑保姆/子女偷窃，常为此而情绪激动，吵闹不休。还有的老人本来谦恭检点，如今却晚节不保，去超市偷些小东西。这些老人为何看上去那么"精神"，真是得精神病了吗？

众所周知，中国是老年人口最多的国家。据2021年5月第七次全国人口普查数据，65岁及以上人口为19 064万人，占总人口的13.5%。这1.9亿多的老年人口单独拿出来，超过人口大国俄罗斯和日本的人口总数。目前我国老年人寿命延长，上海市老年人平均预期寿命已经达到83岁。

老年人口基数大，平均年龄更大。与老化相关的疾病，如神经认知障碍（俗称老年痴呆）已经成为一个亟待关注的社会问题，痴呆精神行为症状（behavioral and psychological symptoms of dementia，BPSD）也较为常见，比如被窃妄想、嫉妒妄想等。有时这些老人会在妄想的支配下发生冲动攻击行为，好在一般来说人老力衰，不会导致太大的伤害，但也常有意外。

故事概要

前些年门诊接待过一位老年男性患者。这位老人患有认知障碍，经治疗效果一般。他脾气本就火爆，年纪大了以后，遇事更加不能自控。老人平时就有喊叫、对人吐口水甚至还有推搡老伴的行为。家人没有特别注意，老伴也不舍得他去住院，就勉强在家照顾着。

可意外就这样发生了。有一天，患者怀疑老伴偷了他的东西，还不听老伴的解释，不由分说就将老伴推倒在地。这次麻烦大了，老太太后脑勺着地，造成严重的颅脑损伤，昏迷多日仍未抢救回来。老太太住院期间，本就工作繁忙的子女分身乏术，无法同时照料两位老人。他的情况日渐恶化，子女只得设法将其送到精神科住院。

当时他的病情已经比较严重，住院期间很狂躁，对他的管理工作很困难。有一点是病房护理人员很难接受的，就是他只要一醒来，就不停地朝四周吐痰。后来，医护人员只能在他四周围上隔帘。

核心症状表现

（1）**痴呆精神行为症状**。这位患者表现出来的"怀疑有人偷窃、冲动攻击行为"是很典型的BPSD。几乎所有的神经认知障碍患者均会出现BPSD，如幻觉、被窃妄想及嫉妒妄想（坚信老伴有外遇）等精神病性症状，焦虑、抑郁及情感不稳等类似抑郁症的情感症状，激越攻击（骂人、威胁、推、拉、撕扯、咬以及喊叫）、脱抑制（偷窃、猥亵等悖德行为）、日夜颠倒等行为症状。

（2）**痴呆精神行为症状的危害**。患者和照料者会互相伤害。患者动起手来不知轻重，如推倒老伴导致严重脑外伤这令人痛心的案例。即便BPSD没这么严重，也会导致照料者身心俱疲，生活节奏完全被打乱，生活质量直线下降。长此以往，照料者容易应激患上焦虑、抑郁，甚至罹患严重躯体疾病。患者如出现BPSD脱抑制症状，出现偷窃或猥亵行为，丢人不说，甚至涉嫌违法，会给家庭带来大麻烦。可以想象得到，如果照料者情绪崩溃了，在患者不恰当行为的"撩拨"下，偶尔就会出现攻击患者的失控情况，这就是所谓的互相伤害。

（3）**痴呆精神行为症状导致认知障碍快速进展**。有BPSD表现的患者，其认知障碍往往进展会更快，生活质量更差，甚至会缩短生存期。在这种状况下，他们往往需要更早入住专业机构治疗。

我们希望你明白

（1）**诊断勿本末倒置**。如果认知障碍诊断明确，精神行为症状就只是认知障碍的一组症状。部分患者在起病之初，就表现出明显的精神行为异常，但此时认知损害并不突出，容易被忽视；有时患者的症状很像精神病表现，也容易误诊。

（2）**识别和评估**。BPSD 可以简单地分为两组，一组是容易识别且危害性更高的症状，如激越、攻击和脱抑制行为等；另一组就是症状看似比较温和的，如抑郁、退缩和情感淡漠等。前一组常人一般都能观察到，也会较早就诊；后一组如果症状轻微就较难识别了，危害也不小，不容忽视，更需要专业的访谈评估。

医生系统评估有时需要借助量表评估工具，根据临床或研究观察的需要，可以选择不同的工具。量表可以很好量化、评估症状的维度和严重程度，对疗效的评估也更为直观。

（3）**BPSD 的管理可从四个方面进行**：第一，**加强照料和非药物干预**。环境的轻微变化，如更换保姆，都会引起患者症状的加剧。尽量给老人营造一个舒适、熟悉的环境。如果是入住养护院，房间中可以放置一些老人熟悉的物品，如家人的照片，有助于患者适应。注意，照料者不要试图改变患者的行为，否则会适得其反。耐心点，就把患者当一个"老小孩"哄着吧。

第二，**基础疾病干预**。患者在本身就有的躯体疾病不稳定时，比如感染、心肺功能不全、水电解质紊乱等常见问题，也会导致精神行为症状加重。此时，医生积极的治疗非常必要，甚至一个小病，如牙痛，也需妥善处理。

第三，**促认知药物治疗**。应首选促认知的药物正规治疗，可以明显缓解症状，能减少照料时间。如果疗效不佳且可能对患者和照料者带来风险时，那就不得不请精神药物上场了。

第四，精神药物治疗。常用的新型抗精神病药虽能明显缓解幻觉、妄想和激越等精神症状，但因不良反应较多，医生**要习惯性做减法**。如果患者病情稳定，可以尝试逐渐减少药物剂量，甚至停用。

患者家属时常也会担心精神药物会不会让患者越吃越傻。药物确实会有负面影响，但BPSD经其他治疗方式无效时还是得用，否则家庭和病房就无宁日。

老人总"被贼惦记"是怎么回事

我们常听到这句话：不怕贼偷，就怕贼惦记。可有些老年人对自己配偶、子女等很亲近的人整天像防贼一样，自己的钱财甚至衣物等都藏着掖着，生怕被人弄了去。有时自己忘了放在哪里，在家里四处翻找，还"控诉"自己的钱财被"偷窃"。为此，老人常和配偶或子女反目，争吵不休，甚至报警解决。如有保姆这样的外人在，她自然就成了最大嫌疑对象，开掉算数！当然有的老人总担心被人惦记，反复更换门锁。他们是出了什么问题？

故事概要

前些年，门诊曾接诊过这么一位老人，当时已经80多岁了，因故动手打了他老伴，当时他情绪激动，儿子相劝时双方也有过激动作。听他儿子说，看到身体多病的老妈莫名被打，一时也难以接受，劝也不听，一怒之下也给他老爸一个类似过肩摔的动作，好在老先生身体硬朗，也没受什么伤，否则事情真麻烦了。

在交谈中，老人自己其实也知道动手不对，万一伤到老伴就要后悔莫及。他说当时脾气实在控制不住，实属事出有因。

医生："家里到底有什么矛盾，以至于大打出手？"

老先生指着老伴说："她总是把我的衣服偷走给她弟弟，我要穿了，但在衣橱里翻来翻去找不到。最近又把我儿子从香港买回来的一条裤子给偷去了，我其实也不是心疼这条裤子，就是老是这样，我实在气不过。裤子都偷，谁敢保证不动其他的坏脑筋？说她还不承认，还说我是不是有老年痴呆，要去看病，所以就吵起来了。"

医生："你怎么确定是老太太拿给别人的呢？"

老人："我们家里又没外人，你说我的衣服没了会到哪里去？而且有一次我看到她弟弟也穿了一条一样的。"

儿子在旁插话："当时是给舅舅也买了的，而且你那条裤子不是后来在家里找出来了？"

老人直接打断："哪里有这么巧的？我说自己裤子不见了，你们随后就找到了，你们当我三岁小孩子，骗得了我？你自己说说怎么回事？"

他不时用蛮凶的眼神盯着他老伴，大概也是责怪家人送他来精神科就诊。此时，老太太又哪敢接话。

家人反映老先生虽文化水平不高，但年轻时能力很强，从事家具制造业，手下也管着不少工人，而且对家具式样能过目不忘。老人自己也接话说，年轻时看到外面店里有时兴的家具，自己只要仔细看一下，回去后凭着记忆就能画图打样。

家人还说，其实家庭经济条件蛮好，孩子对父母也孝顺，老人用度都是有保证的。以前老先生和人相处也都很客气。所以实在不理解老先生到底出了什么问题，人怎么变成这个样子？是不是真的老年痴呆了？

老先生有高血压病史，平时经药物控制尚且稳定。前几年老先生得过小脑梗，做过计算机断层扫描（computed tomography, CT），好像是老年脑，后面也不影响走路什么的。家人只是感觉老人最近两年确实记性不大好，有些事情反复讲，脾气也大不如前。这样胡搅蛮缠、动手打人，真像发"神经病"一样。

家人来诊的主要目的是想知道老先生现在出了什么问题：当他怀疑被害时，家属是不是该顺着他？讲道理又讲不通，在家会不会有风险？诊疗建议是什么？

核心症状表现

（1）**被窃妄想**。依据现有的资料判断，这位老人存在明显的被窃妄想，这是老年认知障碍人群中很常见的一种思维症状。老年患者常怀疑有人偷窃他们的财物或日常生活用品，比如那些本不值钱的锅碗瓢盆和衣物被窃，怀疑的对象多为共同生活的家人或保姆，有时也怀疑自己的物品被窃走、藏匿或移动过位置，怀疑有外人到家里使坏，所以常更换门锁。

（2）**认知损害与被窃妄想**。被窃妄想一般继发于记忆力下降,患者忘记了东西放在哪里,找不到就怀疑被窃。出于防范,他们有时把钱藏在隐秘处,自己更难找到,所以常翻箱倒柜;即便找到了,还是会怀疑是因为自己声张了,所以才被悄悄还了回来。被窃妄想的产生也与患者年轻时多疑固执、生活条件不佳、钱财看得重等因素相关。

我们希望你明白

(1)**及时就诊**。碰到本篇出现的情况,及时到专业机构就诊是最正确的选择。患者已经存在伤害他人的风险,现在不是顾忌面子的时候了。

(2)**判断有无认知障碍的可能**。从认知功能层面看,这位高龄老人存在记忆力下降的问题,确实有患神经认知障碍的可能,需要完善临床评估和辅助检查后确诊。

(3)**综合干预**。妄想的一个特点就是坚信不疑,由此达到妄想程度的信念。面对妄想患者的质疑,一般解释难以奏效,但家人的安抚能一定程度上缓解他的敌对情绪。对导致明显伤害行为的妄想观念,需要系统的医学干预和管理,必要时需要住院治疗。

针对一般轻微的精神症状,如果不伴有冲动伤人行为,采用非药物干预措施即可;如患者同时确诊认知障碍,则需及时开展规范的促认知药物治疗。针对具有伤害自己或他人风险的一些精神症状的患者,则需要住院并接受精神药物治疗。

收藏废品的老人

　　老年人在家爱收纳，能把家里整理得整齐干净，也会适当地囤积生活用品。但也存在这样一部分老年朋友，他们过度收纳囤积。搬了新房，旧的沙发、桌椅等仍然一直放着。还有的老年朋友热衷于收集大量的废品。也有的老人喜欢"囤积"打折促销食品，而不考虑实际的食用量和保质期，导致家里的食品堆积如山，过期变质。甚至有的会重"囤积"而不"收纳"，满屋都是各种囤积的杂物。这种行为对老人的生活质量及家庭、邻里关系肯定有影响，有的老人甚至达到了病态囤积，即囤积障碍（hoarding disorder）的程度。

　　囤积障碍是一种储藏物品却难以丢弃或难与物品分离，并由此导致的一系列心理和行为问题的精神疾病。其主要特征是当丢弃物品或与物品分离时，会造成个体巨大的苦恼；物品被杂乱无章地摆放在生活区，造成了个体显著的苦恼和社会功能、职业功能受损，以及干扰到个体和他人的生活环境。该精神疾病的病因不明。存在临床显著囤积行为的成年人占比为2%～6%。

故事概要1

先看一个数年前的案例。这位老人的家是多层的老公房,大概是一室户。她的门向外开着,往里看去,房间里面很是昏暗。仔细一看,屋里杂物堆积如山,纸板箱、旧衣物、瓶瓶罐罐一应俱全,从窗口直接堆放到门口,像个小山坡一样,人在其中根本没立足之地。

听街道的工作人员说,她是独居老人,子女住得远也很少来。她平时天一亮就出门收集东西,中午可能在小区内休息,晚上才回家。其实之前邻居曾投诉她房间臭气熏天,还不时有蟑螂、飞虫滋生。先前也清运过几车,我们看到的房间里的东西,都是她最近收纳的。

后来我们在小区找到了她,一位瘦小的老年人,衣服上油迹斑斑,旁边用绳子串起来的几个废旧塑料瓶,应该是她今天收集的"宝贝"。她觉得捡来的东西都有用,所以不去变卖也不清理,就堆放着,她对以前居委会派人清理的行为大为不满。

故事概要2

上海郊区住着73岁的潘奶奶和她的老伴。潘奶奶的老伴年轻时遭遇意外,失去了劳动力,这些年全靠潘奶奶吃苦耐劳,才把两个女儿培养成才。如今,她们成家立业,潘奶奶和老伴的日常生活费由女儿支付，再加上老两口自己的积蓄，生活本应平静无忧。

潘奶奶一直勤俭持家，平时会在小区里收集一些可回收的纸板和塑料瓶，定期送到回收站换点水电费，去超市购物时也总爱挑打折的物品买。起初，这些节俭行为无可厚非，可最近几个月，潘奶奶的"节俭"似乎变了味儿。厨房也堆满了各种打折买来的食物，不少都已经过期变质。

家里的卫生状况越来越差，时不时还散发出难闻的气味，邻居们对此很是担忧和不满。潘奶奶的老伴没少因此和她吵架，可潘奶奶觉得这些捡来的东西都能卖钱，食物打折买很划算，扔了太可惜。女儿和潘奶奶视频通话时，潘奶奶总会避开那些堆满杂物的场景。直到有一天，老伴实在无奈，把家里的情况拍照发给女儿，女儿看到照片的那一刻震惊了。

为了弄清楚母亲是不是出了什么问题，女儿特意陪着潘奶奶来到了医院。

潘奶奶女儿："医生你不知道，我老妈在家里塞满了她在小区里捡来的东西，厨房的食物堆满了，大部分都过期不能吃了。我们把这东西都搬出去，她还生气呢！"

医生："是这样吗？您能不能跟我讲讲，为啥要在屋里留着这么多东西呢？"

潘奶奶："你们现在就怪我捡东西？要是没有我的节约，哪能把你俩送去上大学？你们俩能过上现在的生活？这些东西都能卖钱，食物都是打折买的，都还能吃，扔了太可惜。"

医生:"您老伴反对这样做吗?是否会影响到您的生活空间或者卫生状况?"

潘奶奶:"老伴确实有意见,那是他不理解我。不过我习惯了。卫生方面,我还能接受。"

医生:"还想了解下,您为什么不把物品送到回收站换成钱,而是放家里呢?"

潘奶奶:"现在女儿们每月都给钱用,这些东西其实也卖不了多少钱。放在家里吧,才感觉屋里不空,心踏实。"

核心症状表现

(1)囤积行为。囤积行为与长期生活习惯相关,通过囤积物品获得安全感和充实感。如果老人收纳在自己的生活空间中,不影响其他家人或邻居的生活,还能定期整理,或根据物品的价值择机作为废品变卖,以求得小利也无可厚非。

(2)囤积障碍。最常见的是囤积报纸、旧衣服、书等杂物。主要特征是当丢弃物品或与物品分离时,会造成个体巨大的苦恼;物品被杂乱无章地摆放在生活区,造成了个体显著的苦恼和社会功能、职业功能受损,以及干扰到个体和他人的生活环境。囤积障碍病因不明,大约一半由遗传因素所致,病前或病情加重之前存在应激事件。

囤积障碍的患者对物品有着很强的眷恋,总感觉用得着,丢弃就是浪费。在严重的情况下,囤积行为会造成一些风险,比如火灾、物品坠落等；囤积也会带来明显的卫生问题，怪味甚至滋生虫害或者鼠患，严重影响邻居的正常生活、健康与安全。囤积障碍患者与家庭成员之间也会剑拔弩张，大部分囤积障碍患者会倾向于独居。

此外，部分在老年开始出现的囤积行为，也可能是一些神经退行性疾病的临床表现或者前驱期表现，比如阿尔茨海默病或者额颞叶痴呆。

（3）正常收纳行为、囤积障碍与强迫症。在生活中，我们经常能在网络上看到有关老年人群囤积行为的案例，不少人认为这种行为就是囤积障碍或强迫症。其实，正常收纳或适度的囤积行为与囤积障碍、强迫症有着很大的区别（见表2）。

表2　正常收纳、囤积行为、囤积障碍与强迫症的对比

对比维度	正常收纳/囤积行为	囤积障碍	强迫症
核心特征	有选择性、功能性、可控性	无法丢弃物品，囤积行为失控，生活空间被杂物侵占	强迫与反强迫并存，行为或思维具有仪式性、重复性，与特定恐惧相关
行为表现	定期整理物品保留有实际价值的物品丢弃无用物品时无强烈情绪反应	难以分类或整理物品保留明显无用物品（如废纸、空瓶）丢弃时极度痛苦甚至恐慌	重复性行为（如反复检查、洗手、计数）行为与恐惧内容相关（如怕污染、怕灾难）

对比维度	正常收纳/囤积行为	囤积障碍	强迫症
情感反应	收集或整理带来愉悦感或满足感	丢弃物品时产生强烈焦虑、悲伤或罪恶感；囤积行为可能伴随羞耻感	强迫行为是为了暂时缓解焦虑，但行为后可能产生挫败感或自我批判
认知模式	理性判断物品价值，认为"未来可能用得上"	非理性认知："物品有情感意义""丢弃会失去安全感"或"必须保留以防万一"	灾难化思维："如果不重复某个动作，就会发生可怕的事情"
影响程度	不干扰正常生活，空间保持功能性	严重挤占生活空间，可能导致社交孤立或安全隐患	消耗大量时间，干扰工作或社交，可能伴随抑郁或焦虑

我们希望你明白

（1）**改变理念**。纠正像"所有物品都有用"这样的信念，逐步练习丢弃物品。家人及时给予帮助和支持，减少抵触情绪。

（2）**达成共识，逐渐清理**。可以设定逐步清理杂物的目标，重新规划家里的空间，这样也能减少她囤积物品的想法；还可以帮她建立一些新的爱好替代囤积行为；鼓励她多参加社区活动，转移注意力又能减少孤独感。如果出现明显的焦虑或抑郁症状，可以考虑寻求治疗。

（3）**多维度干预**。囤积行为是心理、社会与认知因素共同作用的结果，需通过心理治疗、家庭支持和环境调整等多维度干预帮助其恢复健康的生活状态。关键在于尊重其情感需求，避免强制清理，同时逐步引导其建立新的行为模式。

为何老人担心"身体被掏空"

在医院门诊，常常能遇到这样一群被旁人称作"怪老头""怪老太"的老年人。他们总是念叨着"我感觉身体空荡荡的，好像什么都没有了""我好像和这个世界隔着一堵墙，怎么都融不进去""活着一点意义都没有""生活就像一场梦，什么都是假的"。他们的脸上没什么表情，话也很少，对亲朋好友的关心也没反应。有的人不再好好洗漱，放弃了曾经热爱的东西，连自己的身体健康也不管不顾，总觉得整个世界都变得不真实，严重的还可能出现自伤或自杀的念头。其实，这些很有可能是老年人产生的虚无观念，严重者甚至达到妄想的程度。

故事概要

69岁的陈大爷曾是市图书馆的"棋王"，在线上线下有不少棋友。两年前不小心摔倒，导致手部骨折，女儿为了能更好地照顾他，把他接到同小区居住。就诊前五个月开始，陈大爷不再参加围棋活动，常对身边人说"生活毫无意义""我只剩下一个空壳""人生如梦，虚幻一生"，且毫无食欲。他女儿一开始觉得可能是父亲遇到了什么困难，想不开，也尝试沟通，但不见任何效果。日子一天天过去，陈大爷的情况越来越糟。他的体重明显下降，整晚睡不着觉，还经常一个人自言自语，甚至直接说不想活了。家人这下慌了神，怀疑陈大爷是不是得了老年痴呆或者抑郁症，赶紧带他去医院门诊就诊。

医生："陈大爷，您坐，听家里人说您最近身体不太舒服？"

陈大爷："都到夕阳西下的时候了，还有啥盼头呢！"

医生："方便具体说说最近哪里难受，或家里人为啥要陪您到这里来吗？"

陈大爷："来不来医院也没啥区别，人生就是一场梦，毫无意义。"

医生："最近是不是遇到啥不开心的事？"

陈大爷："没事，（沉默一会）人到老年，还有啥开心的事。"

陈大爷女儿："最近我老爸整夜可以不睡，饭量很少，体重下降了6公斤多，也不主动与老朋友联系，原来喜欢的围棋活动也不参加了，就呆坐在家里。"

陈大爷："人都只剩下空壳了，吃饭、睡觉还有必要吗？人生就是场骗局，下棋几十年不过重复同一个动作，又有啥价值呢？老朋友只是一个词语罢了，都是虚幻的。"

医生注意到陈大爷在交谈过程中始终低着头，声音低沉、目光呆滞、面无表情、头发杂乱。

核心症状表现

（1）**虚无观念**。随着年龄增长，身体机能衰退、社会角色转变、身边亲友离世等情况较为常见，这些会让老年人更容易思考生命的终结和意义等问题。在面对自身和周围环境的变化时，部分老年人难以调整心态，容易陷入消极情绪，产生像"人生如梦，虚幻一生"这样的虚无观念。

陈大爷身上发生的一系列生活变故，很可能就是他出现虚无观念的诱因。在这种从忙碌、有价值感的生活状态转换到相对单调、缺乏乐趣的现实生活的情况下，陈大爷感到很大的心理落差，自我认知出现偏差，认为自己失去了价值，只剩下"空壳"，虚无观念也就随之而来。

（2）**自我掌控感丧失**。手部骨折带来的不仅是疼痛，更是自我掌控感的丧失。当曾经灵活的双手连棋子都握不住时，"无用感"便开始啃噬心理防线。搬到女儿同小区居住，环境变得陌生，生活方便性可能会有所下降，可能降低了陈大爷的自主性。生活环境的变化使他与原来的社交圈子出现一定程度的隔离。与棋友的互动交流减少，意味着他失去了重要的精神寄托和社交支持。这种缺乏会让老人感到孤独、空虚，觉得生活变得无意义，进一步强化了虚无观念。

更为严重的患者会表现出虚无妄想，他们坚信自己的内脏都坏死了，胃口差、便秘肯定是消化系统全都坏了，大脑都空了，甚至自己只是一个空的躯壳。

我们希望你明白

（1）**注意鉴别**。虚无观念表现为对自身存在、周围环境或现实世界的否定或怀疑。这种思维与多种精神疾病或神经认知障碍存在一定相关性，需要详细检查、评估、鉴别诊断，以制订合理的支持及治疗方案。需先排除甲状腺功能异常、营养不良、慢性疼痛（如骨折后遗症）或药物副作用（如某些降压药）导致的类似症状，然后就相关心理及精神疾病做好鉴别诊断（见表3）。

表3　不同精神障碍虚无观念的特点

鉴别疾病	核心特征	虚无观念的区分点
抑郁症	持续情绪低落、兴趣丧失、自责自罪	虽然都有兴趣丧失，但虚无观念更强调"存在否定"，而非单纯情绪低落
神经认知障碍	认知功能受损、日常生活能力下降	老人能描述"空壳感"
精神分裂症	妄想、幻觉（如幻听）、思维障碍	虚无观念缺乏系统性，无典型幻觉或逻辑混乱
焦虑症	过度担忧未来，出现躯体化症状（如心悸、颤抖）	焦虑聚焦于"未来威胁"，虚无观念聚焦"存在否定"

很多人一听到老人有虚无观念，就觉得是得了精神疾病或认知障碍。其实，虚无观念确实与这些疾病存在一定联系，但不能简单地画等号，也不是"怪老头""怪老太"的"胡思乱想"，不应感到羞耻而拒绝就医。如果出现类似症状，建议及时就医，进行专业的心理评估和诊断，采取适当的干预，早期诊断和治疗有助于改善老年人的生活质量。

（2）**如何改变负性思维**。面对虚无观念，可以从多个方面帮助老人。首先，要帮助他们修正"无价值""无意义"这些负面思维，引导他们接纳生命的有限性，重新找到个人生活的意义。其次，家属也要学习一些沟通技巧，不要指责老人，也别忽视他们说的那些虚无的话。可以鼓励老人多参加社交活动，重新建立起社会价值感；对于有慢性疾病的老人，要积极控制病情，减少身体不适对心理的影响。最后，针对不同症状，可使用相应药物治疗，以快速改善症状，有助于老年朋友建立对治疗方案的信心。

（3）**多学科协作早期干预**。老年人群的虚无观念是生理衰退、心理创伤与社会隔离共同作用的结果，需通过多学科协作明确病因。早期干预以心理治疗为主，结合药物支持和社会资源整合，可显著改善症状。家属需警惕"这只是老人胡思乱想"的误区，必要情况下及时寻求专业帮助。

对坏事念念不忘的老人

在我们身边，有这样一群老人，他们看似平静地生活着，内心却可能被一些看不见的"情绪漩涡"困扰，对一些事情反复斟酌、思考。今天，咱们就来认识一下李奶奶，一起走进她的故事，了解一种在老年人中较为常见，却常常被忽视的现象——思维反刍。

故事概括

李奶奶今年65岁，曾经是一位中学老师，而且常年担任高中班主任。在学生们眼中，她和蔼可亲，教学又认真，大家都特别喜欢和尊重她。退休后，凭借丰富的教学经验，她被一所民办中学聘用，继续在教育岗位上发光发热。

李奶奶中年得女，自然是疼爱有加。可命运似乎总爱捉弄人，在李奶奶53岁那年，丈夫遭遇意外，永远地离开了她。这突如其来的打击，仿佛世界瞬间崩塌。从那以后，她把所有的情感和精力都倾注在了女儿身上，一心想把她培养成才。

然而，事不如意。女儿的成绩不理想，大专毕业后在超市做理货员，女儿还打算独身。这让李奶奶很是痛苦和困惑。

她彻夜难眠，脑海里闪现出各种问题："女儿为什么会这样？我到底哪里做错了？我该怎么向老伴交代？万一我不在了，女儿未来可怎么生活？"

在这种状态下，李奶奶的生活也变得一团糟，遇事特别纠结。家里的卫生也没心思打扫，还经常因琐事和女儿闹不愉快。每次和女儿吵完架，她又特别后悔自责，甚至觉得很失败。

渐渐地，李奶奶的精神状态越来越差，身体也一天不如一天。她每天只能睡三四个小时，脾气暴躁。女儿看在眼里，急在心里，赶忙陪着李奶奶来到了医院。

医生："李老师，您好，和我说说您来这里的原因？"

李奶奶："医生，您好，最近几年常常感觉哪里都不舒服，反复思考我到底错在哪里，但一直无解呀。"

医生："能跟我讲讲您具体都在思考什么吗？"

李奶奶："我在想呀，为啥自己就没能力完成老头子的遗愿，将女儿培养成才。我女儿未来怎么办呢？我忍不住每时每刻都在想这些，停都停不下来，但一直找不到答案。"

医生："您一直这样苦苦寻找答案，是不是会让您感觉很累呀？"

李奶奶："是啊，累！现在感觉自己的脑子是一台没有开关的发动机，醒来是开的按键，但找不到关的按钮。现在与同事、朋友、学生见面，最怕提到我女儿的情况。"

医生："理解，那还有其他什么您感到不舒服或困难的事吗？比如吃什么、穿什么，是否打扫卫生等，您会不会觉得也有困难呢？"

李奶奶："我现在干啥都怕选错答案。睡觉也是个大问题，经常只能睡三四个小时，然后就进入寻找答案的模式啦。以前从来没这样过。"

核心症状表现

从李奶奶的经历中，我们能清楚地看到思维反刍的影子。"反刍"原本是指食草类动物（如牛、羊等）消化食物的一种特殊方式。思维反刍也是如此，一个人把糟心事、糟心人拿出来反复"咀嚼"，过分沉溺于消极的想法，心情也越来越糟糕。老年人往往是在经历了消极生活事件后，会出现思维反刍。李奶奶经历了丈夫离世的重大打击，又面对着女儿发展未达预期的状况，这些都让她陷入了思维反刍的"沼泽"。

我们希望你明白

（1）**合理使用药物**。对于李奶奶的情况，医生给出了一系列建议。很多人可能对药物治疗存在误解，觉得吃抗焦虑、抗抑郁

115

药就代表自己"疯了"或者"不正常",这其实是一种认知偏差。这些药物能改善情绪状态,就像给身体的"情绪开关"做了一次调试,可以缓解焦虑和抑郁,减轻思维反刍。

(2)**认知行为疗法**。这个疗法可以帮助李奶奶发现并改变那些负面的思维模式,比如让她明白,女儿的人生选择有她自己的道理。女儿现在这样也不完全是她的责任,每个人的人生轨迹都不一样,不能用统一的标准去衡量。

(3)**调适生活习惯**。在日常生活中,睡眠和运动也很重要。睡前不看电子设备,喝杯温牛奶,泡个热水澡,这些小习惯能帮李奶奶改善睡眠质量。每天散散步、做做瑜伽,每周保证至少150分钟的中等强度有氧运动,能让身体更健康,心情也会变好,压力自然而然就释放了。另外,多参加社交活动也能帮到李奶奶。和同龄人分享一下生活经验,还能得到很多情感上的支持和共鸣,心理压力也会减轻不少。

老了就爱"挑三拣四"吗

在生活中，不少子女都有过这样的困惑：家里的老人好像变了个人，变得特别爱"挑三拣四"。子女买了最新款手机，方便老人购物、出行和联系，老人却觉得浪费，嫌弃每天充电麻烦，不如旧手机；精心准备的晚餐，不是被说太淡没味道，就是油多不健康；生病去大医院检查，老人觉得是小题大做，去就近医院，又说家人不重视他的健康。这些变化让子女们既委屈又不解，甚至还影响了家庭关系。这背后到底是怎么回事呢？

故事概要

张大爷今年67岁，退休前是企业中层管理人员。他热爱文学、书画。退休后，张大爷在家专心带孙子，看着孙子在文学素养和审美方面一点点进步，他心里满是自豪。

两年前，为了能更专注地写作，享受安静生活，张大爷一家从市区搬到了郊区。刚开始，新环境的新鲜感和安静的氛围让张大爷觉得日子平淡又幸福。可住了半年左右，问题就来了。张大爷觉得小区物业管理不太到位，楼道总是脏兮兮的，东西坏了也不及时维修，环境实在不如意。他多次找到小区管理人员沟通，可一直没得到妥善解决，最后甚至发展到和管理人员吵架的地步。

更糟糕的是，就诊前三个月，张大爷开始持续入睡困难，也没办法静下心来写作。不仅如此，他还经常和老伴因为生活琐事闹矛盾。家里人都很担心，在他们的陪同下，张大爷来到医院就诊咨询。

在医院候诊的时候，张大爷的"挑剔"劲儿就上来了。他不停地责备家人，说没按他的要求提前预约到心仪的专家。候诊区的座椅靠背让他觉得不舒服，人多嘈杂，旁边家属打电话的声音更是吵得他没法休息。这时候的张大爷，就像个严格的"质检员"，对周围的一切都挑毛病。

医生（热情）："大爷，请坐。您哪里不舒服呀？"

张大爷看着年轻的医生，心里有点怀疑："小伙子，你这么年轻就当专家了？可得认真给我看病，别弄错了。我感觉自己身体还行，就是最近和身边的人沟通有点问题，他们老听不懂我的意思。再加上睡不着觉，就想来开点安眠药。"

医生（耐心）："您还有没有其他不舒服的地方？比如容易疲倦、肌肉紧张、坐立不安，或者注意力难以集中、头脑一片空白等情况？"

张大爷(不耐烦):"就我说的这两个问题,问那么多没用的干吗?你就说安眠药能不能吃就行。"

医生:"大爷,多了解一些症状,能帮助我们更全面、准确地分析您的健康状况。不同症状可能对应不同的治疗方案,了解得越详细,对您的治疗越有好处。您再仔细想想,有没有我刚才提到的这些感受呢?"

张大爷:"偶尔会有点紧张,感觉注意力没以前好了,其他倒没啥特别的。"

医生:"大爷,为了更准确地了解您的身体状况,建议您做个量表评估。您看可以吗?"

张大爷一听就不乐意了:"我看没必要,做这么多检查干吗?浪费时间又浪费钱。"

核心症状表现

张大爷这种"挑三拣四"的情况并不是个例,很多老年人都会出现。这背后其实是生理、心理、社会等多种因素共同作用的结果。

(1)**生理性机能衰退**。随年龄增长,老年人的感官会逐渐减退,听力、视力不如从前,获取的信息不完整,对周围环境和一些操作就会感到不确定,心里没底,这种不安就会通过挑剔表现出来。大脑功能也会衰退,认知能力、记忆力和注意力都受损,在沟通、做事的时候就显得犹豫不决、挑三拣四。像张大爷这个年纪,身体机能衰退，睡眠质量也受影响，大脑里的神经递质失衡会让情绪调节出问题，变得更容易烦躁、紧张，看什么都不顺眼。睡眠不足又反过来影响情绪和认知功能，让他们更容易对周围事物不满。

（2）心理掌控不足。心理因素也非常关键。一方面，老年人对安全感的需求变强了。就像张大爷，新环境带来的陌生感和不确定感让他不安。他就会通过挑三拣四这种方式试图掌控局面，获得安全感。而且老年人对自己的健康更加关注，吃穿住行、人际交往都希望符合自己的标准，这样才能安心。另一方面，老年人的自我认知和价值感发生了变化。为了证明自己还有能力做正确的选择，获得价值感，他们就会对生活中的各个环节挑剔，表达自己的意见和判断。张大爷退休前是领导，习惯了掌控事务和高品质生活，退休后他便通过挑剔生活细节来寻找过去的掌控感。

（3）社会支持缺失。从社会因素来看，退休后很多老人的生活圈子可能变窄，内心的孤独感和压抑情绪无处释放，就只能通过挑剔身边人来表达不满。张大爷和小区管理人员的矛盾，还有和家人在生活琐事上的分歧，都反映出他可能在沟通方式上存在不足。缺乏有效的沟通和相互理解，让矛盾越来越大，"挑三拣四"的行为也就更明显了。

我们希望你明白

（1）完善相关检查和评估。排查是否有影响睡眠和情绪的潜在器质性疾病，根据检查结果进行相应治疗。可以通过临床访谈或用焦虑自评量表、抑郁自评量表进行心理评估，看看是否存在焦虑、抑郁症状。心理疾病和身体上的疾病一样，都是真实存在的，需要我们正确对待。

（2）**心理干预及支持**。如果评估后确定有心理问题，就可以开展心理咨询和心理治疗。比如支持性心理治疗，耐心倾听老人的内心想法和感受，给予他们情感上的支持；还可以进行深呼吸训练、渐进性肌肉松弛训练等，帮助老人缓解紧张情绪，改善心理状态，改变过度挑剔的思维模式，学会接纳生活中的不完美，提升情绪管理能力。

（3）**睡眠管理**。对于入睡困难的问题，要指导老人做好睡眠管理，建立良好的睡眠习惯。每天尽量在相同的时间起床和睡觉，营造安静、舒适、黑暗且温度适宜的睡眠环境。如果睡眠问题比较严重，可以在医生的指导下使用助眠药物。

（4）**积极融入群体**。老人还可以参加新社区组织的老年活动或者社区兴趣小组，重新获得自我价值感。多和同龄人交流，丰富精神生活，也能转移对生活琐事的过度关注，缓解孤独感和不良情绪。家人也要努力创造开放、坦诚的沟通氛围，主动了解老人的内心需求，尊重他们的意见和习惯，这样才能改善生活中的矛盾，减少老人"挑三拣四"的行为。

重病患者的思绪

平静生活中，突如其来的健康警报往往能激起巨大的心理波澜。对任何人来说，确诊恶性肿瘤都是一个重大事件：从得知病情时的震惊与怀疑，到等待病理时的纠结与煎熬，再到治疗时的不适与坚持，每一位肿瘤患者都在勇敢地与癌症抗争。直到有一天，密集的治疗告一段落，进入常规复查阶段，或许我们都以为故事到这里就结束了……然而，故事才刚刚开始。病来如山倒，病去如抽丝，不止形象地描述了疾病发生和恢复过程中的身体变化，也同样暗含心理恢复的轨迹。

有这样一部分患者，在漫长的康复过程中，哪怕身体出现微小不适都可能使他们胆战心惊，再次陷入癌症复发的恐惧中。频繁就医、反复检查，或许可以稍微缓解一下他们的忧虑。但如果身体又出现新的"小问题"，复发恐惧就会卷土重来。癌症患者要如何才能回归平静的生活？让我们一起走进林女士的故事。

故事概要

2024年6月的一天，林女士在家人的陪同下，走进了肿瘤医院心理医学科的诊室。林女士今年46岁，一年前因肠胃不适就医，经检查后发现肝脏内长了肿瘤，且极有可能是恶性的。这个突如其来的消息对她而言无疑是雪上加霜：林女士有家族聚集性乙肝，她的弟弟因肝癌而离世，她的母亲是一名乳腺癌患者，接二连三的打击让她对疾病和死亡的恐惧更加深刻。她进行了肝脏肿瘤切除手术，并在手术两周后拿到了病理结果，确诊为肝内胆管癌。手术后，她接受了六个月的口服化疗。主诊医生认为治疗效果还是很好的，手术很成功，化疗后各项指标也都在向好的方向发展，林女士都不怎么担心了。

就在林女士以为生活将逐渐回归正轨时，一次例行的复查却意外地掀起了新的波澜。报告显示"肝脏部分区域信号强化"，这几个字如同一块沉重的石头压在了林女士的心头，让她的心中再次充满了恐惧和不安。

这个强化的信号究竟是什么？会是复发吗？林女士带着心中的疑问来到了主诊医生的诊室。查阅过CT影像和报告后，医生告诉她，这种强化可能只是肝脏手术后的影像表现，建议她进行随访观察，但林女士的心中却种下了一颗怀疑的种子。她惶惶不可终日，担心疾病复发，又看了四五位医生，都得到了较为相似的建议：观察，随访。可林女士还是会问："医生，我这个真的不是复发了吗？你可以保证一定不是复发吗？如果我观察了，癌症进展了怎么办？要不你再帮我做点其他的检查吧！"

以前的林女士是一个外向开朗的人,在这段日子里,林女士好像变了,她容易烦躁,有时控制不住脾气,经常唉声叹气、闷闷不乐,家中的氛围也变得沉闷又紧张。她有时也会一个人躲起来偷偷哭泣,不愿出门,不愿和亲戚来往。林女士的体重迅速下降,不到一个月的时间就瘦了一圈。看着日渐消瘦的林女士,她的家人也急上心头,安慰的话语似乎无法触及林女士的内心深处。家人担心有一天精神上的负担会把林女士压垮,而非癌症的复发或进展。在医生的建议下,他们决定寻求心理医学科的专业帮助,希望能找到方法,帮助林女士从无尽的担忧中解脱出来,重新找回生活的希望和勇气。

林女士:"我真的是不知道怎么办了,总是时不时地担心,一想到我弟弟这个情况,我自己也有乙肝,现在也还在吃抗病毒的药,就觉得好像是个定时炸弹。我没办法不去想,每次检查完,出结果后一两天好像能好一点,但是没几天就又开始担心。想想也挺痛苦的,有时候也觉得活得真没劲,不如死了算了。"

林女士和家人本次来诊,希望获得帮助,他们想知道林女士现在的状态是患癌后的正常表现还是有心理疾病了,有没有办法让她不再担忧;这种情况下,家人应该如何开导她。

核心症状表现

(1)**恐惧症状**。在与林女士的对话中,我们注意到她的担忧已经超出了正常范围，恐惧和紧张情绪似乎占据了她的生活。患者母亲和弟弟的患癌经历，加深了她对疾病复发的恐惧，甚至出现了消极观念。患癌后，几乎每一位患者都会存在癌症复发或进展的恐惧表现，担忧的程度和对生活的影响千差万别。

（2）**疑病超价观念。**林女士已经不仅仅是对疾病简单的担忧或恐惧了，而是上升为一种疑病超价观念，严重影响了她和家人的生活。她因家人患癌症，受个体强烈情绪的影响，对复发风险做出超乎寻常的评价，并相信这种观念。显然她的疑病观念形成具有一定可理解性、可接受性和社会真实性。

我们希望你明白

对待像林女士一样的患者，在进行全面的心理评估后，可针对"如何应对癌症复发恐惧"来开展心理方面的医疗工作，包括药物、心理、物理治疗等，改善林女士的情绪，增加健康行为，减少癌症复发恐惧，提高生活质量，过有意义的生活。家人可以与林女士适当讨论癌症复发或进展的风险，将担忧具体化，并制订应对问题的策略，共同参加减少癌症复发风险的活动，体验生活的美好。通过系统的调整，能够帮助患者减轻超价观念带来的负担，重拾对生活的控制感和希望。

肿瘤"高发家系"成员的忧心

想象一下，如果家中来了一位不速之客，空气可能会突然凝固，气氛变得异常沉重，每个人都充满了不安，或许还会手足无措。如果我告诉你，这位不速之客是恶性肿瘤，你会作何感想？若它如潮水冲刷海岸般不断"骚扰"这个家庭，你会不会也觉得不堪重负？

胰腺癌，俗称"癌中之王"，是令人闻风丧胆的不速之客。如果家庭成员接二连三地确诊为胰腺癌，那么整个家庭将像被迷雾笼罩，前路不明。而没有患病的家庭成员也会与内心的恐惧斗争，这种恐惧就像一根细线，轻轻一拉，就能引发一连串的情绪波动。每当身体发出一丝警告，这根弦就会立刻绷紧，使人们陷入恐惧的泥沼。

对于活在癌症阴影中的家庭成员而言，寻求内心的平复，就像在茫茫的海上寻找灯塔，是一次充满挑战的航行。对于张女士而言，生活正是这样一场挑战。

故事概要

在心理科门诊的走廊里，张女士的身影显得尤为孤独。她曾是一位受人尊敬的中学老师，性格温和，工作敬业，夫妻恩爱，家庭和睦，是朋友、同事羡慕的对象。然而，胰腺癌这位不速之客却一而再、再而三地降临这个家庭，无情地撕裂了他们的幸福生活。

五年前，张女士的母亲因胰腺癌去世，紧接着，她的婆婆同样因胰腺癌而离世。这个家庭仿佛被诅咒了一样，今年，她的丈夫也未能幸免，确诊了胰腺癌，并在上周刚刚进行了手术，情况不容乐观，癌症已进展到临床二期。

尽管张女士本人并未被诊断癌症，但最亲近的家人接二连三地罹患同一种癌症，让她始终无法摆脱仿佛被命运选中的恐惧。她会非常频繁地检查肿瘤标志物，对每一次的检查结果都异常敏感。恐癌使她的工作和生活都受到了严重影响，她甚至开始回避与亲人和朋友的聚会，生怕自己的 "定时炸弹" 会在不经意间爆炸。

来到诊室，张女士的丈夫尽管自己身患疾病，却仍然关心着她的变化。

丈夫："以前她很开朗的，有时间就喜欢到处跑，跟朋友打牌、旅游。现在一天也不讲一句话，有时候就坐在沙发上发呆，晚上也睡不好，人也瘦掉了，这样下去我没垮掉她先垮掉了，这怎么行？"

他的声音里满是担忧和无奈。张女士叹了口气，眼中含泪。

张女士："我不知道我怎么了，自从妈妈和婆婆走了以后，现在他也生病了，我就开始害怕，怕他也会像她们一样，怕我自己也像她们一样。"

除此之外，丈夫的病情也令她难以接受，她泪流满面。

张女士："手术开出来发现他有淋巴结转移，对我来说也是一个打击。这个情况比我们想的要严重，我一想到他后面那么痛苦，还有很多治疗，尤其这个陪伴过程我是经历过的，而且经历了两次。我也很怕他离开我，我有点接受不了，太痛苦了。"

追问下，张女士："我还会反复纠结，很痛苦，但很难停下来，比如会反复想到基因随时都可能突变。那这次的结果没问题，过几天会不会就有变化了？会不会肿瘤太小了，没有被扫描到？"

她还会担心，丈夫到底能活多久？这个情况要不要告诉儿子让他有点心理准备？儿子得胰腺癌的风险会不会也很高？儿子有没有必要也去做一个增强CT……

张女士和丈夫一同来诊，希望可以有一个方法，让她从无尽的担忧中解脱出来。

核心症状表现

（1）灾难化思维。张女士经历了亲人连续患癌及去世的打击，再加上对自身健康的过度担忧。张女士的担忧并非空穴来风，家族中多人患病让她对癌症的恐惧变得具体而深刻。她的内心戏如同一场永无止境的循环电影，不断回放着亲人离世的片段，同时也预演着可能发生在亲人和自己身上的悲剧。已不仅仅是正常的恐惧反应，而是演变为一种深刻的心理负担，她总是往最坏处着想，担心丈夫随时会复发，甚至担心孩子也会患癌。这种灾难化思维不仅影响了她的日常生活，更可能导致情绪失控和行为异常。

（2）强迫思维。她害怕复查，害怕每一次等待结果时的焦虑，更害怕那些结果背后可能隐藏的噩耗。但她又很纠结，早检查是否对丈夫的预后更好？她有时也会告诉自己现在医学发达，只要配合医生积极治疗就行，没必要想那么多，但往往片刻后她却又会陷入纠结无法自拔。

我们希望你明白

面对张女士这样的恐惧患癌人群，可使用适当的心理治疗方式进行干预，帮助他们认识到恐惧癌症是一种常见但可能过度的反应，要改变她对癌症的灾难化思维，减少恐惧感。必要的情况下，药物也可以帮助缓解她的担忧。家人和朋友的支持对张女士来说会很有帮助，他们的理解和陪伴可以帮助她克服孤独和恐惧。此外，参与癌症患者支持小组，与其他有相似经历的人交流,可以让她感到并不孤单,同时学习他人的应对策略。

张女士也可以做出生活方式的调整,比如参加一些放松训练和正念冥想的活动,参与感兴趣的活动和爱好,与医生进行遗传咨询并制订一个合理的体检计划。通过专业的帮助和家庭的支持,希望张女士能够逐步走出恐惧的阴影,重新找回生活的勇气。

癌症如同无情的潮水不断冲击着我们的生活,但爱也如潮水般包围着我们,给予我们无尽的力量!

"被吓坏了"后会怎么想

当人们遇到重大的心理应激事件后，绝大多数人都会做噩梦、心神不宁、出现睡眠与进食状态改变等反应，严重者表现为恐惧、悲哀、内疚、愤怒等。这些心理反应随着时间的推移会慢慢减轻与消失，并非异常范围。但如果反应持续不消退，或者随时间延长越发严重，影响正常功能，就可能是病理状态。急性应激反应一般在应激事件后数分钟或数小时出现，且持续最少两天，一般一周内恢复正常，最长不超过一个月。急性应激反应包括思维反应迟钝、创伤经历的重现、外部世界不真实感和时间歪曲感等。

故事概要

这天下午刘医生在门诊，一位妈妈带着女儿进来。母亲用焦急的语气称"孩子一点起色也没有"，而一旁的娜娜（化名）表情显得有些紧张。她今年19岁，之前在工厂工作，上班两个多月了。这天她从外面回来，天气闷热，出了点汗，娜娜抓起自己工位上的水杯就畅饮了数口，顿感一阵清凉。半小时后，她突然感到一阵胃痛，就医胃镜检查提示其胃黏膜损伤。后经了解，水杯被人放了漂白水。事发第二天，娜娜出现了反应迟钝，数问一答，提及工厂内发生的事情时娜娜感到很不耐烦，跟家里人发火，配合调查时心慌害怕、哭泣、嘴唇发紫，并称总觉得有人盯着自己，甚至连吃胃药时都闻到有漂白水的味道，晚上会惊醒，并称"自己肚子痛，说有人下毒"。娜娜晚上一个人不敢走夜路，总觉得有人跟踪她，不愿出门，甚至说不想活了。

医生："你感觉怎么样？"

娜娜："害怕。我的一个同事在我的水杯里放了漂白水，我在派出所里看见她了。我看见她出来的时候还对我笑了笑。"

医生："她笑是什么意思？"

娜娜："我觉得她不拿我当回事。"

医生："你和她关系怎么样？"

娜娜："还好，一起上班的，没有什么矛盾。"

医生："她为什么要这么做？"

娜娜："不知道，我很害怕，我看见水杯也不敢喝水。"

医生："晚上你敢睡觉吗？"

娜娜："不敢睡，我感到害怕，我老是梦见有人在往我水杯里放东西。"

医生："当时喝下去之后你怎么样了？"

娜娜："胃刺痛，后面去看医生，医生边洗胃边骂我，他以为我要自杀。"

医生："你有没有想过不想活了？"

娜娜："我想拿刀割自己，后来不敢。"

医生："这几天好一些了吗？"

娜娜："晚上睡觉感觉有人在外面看我。在家里不敢吃饭菜，怕有人放东西。我会想到我喝水和那个人放东西的场景。"

因为娜娜很紧张，担心她出意外，所以医生建议住院。治疗两周后娜娜明显感觉好转。看到她恢复了往日的笑容，她的母亲也放心多了。

核心症状表现

与急性应激反应发病有关的事件主要包括自然灾害、战争、恐怖活动或威胁生存的突发事件以及丧失亲人、财产、自由等。这些事件的强度几乎能使每个人都产生痛苦的体验，最终可能出现急性应激反应。此例的主人公娜娜，在经历了一次突发事件后，出现了害怕、恐惧、反应迟钝、做噩梦、重现当时的场景等表现，伴随着时间的推移和及时的医学干预，她逐渐恢复了健康。

这些应激反应在短期内得到了缓解，她又回到了自己的工作岗位上。经了解，娜娜的胃部黏膜损伤，经过鉴定未构成严重的伤害。但经历这件事情对娜娜来说，产生了严重的心理反应。

我们希望你明白

（1）**认识应激相关障碍**。一般的家庭矛盾、不良的成长环境、工作烦恼等是否也会引起严重的应激反应？这因人而异，一般取决于事件本身的强度、个人的易感素质和应对能力，也受社会支持系统的影响。如果面对困境，一个人有很好的支持系统，便能较快从应激反应中走出来。如果是严重应激事件引起的症状严重、发生较迟、时间较久的应激反应，那这一类可能属于创伤后应激障碍（post-traumatic stress disorder，PTSD），需要系统治疗。

（2）**医学干预**。主要是帮助患者减轻情绪反应，比如家人或医生与患者的有效交流，或者陪伴照顾，都有助于缓解紧张、恐惧等负面情绪。对睡眠障碍，可以短期使用镇静催眠药物治疗。情绪激动、行为紊乱的患者，必要时可住院治疗。对于有消极自杀风险的患者，需要进行必要的心理危机干预。

当日常生活变得"雾里看花"时

我们的大脑并不是仅仅被动地通过感官，从周围的世界接收信息，然后做出反应的。它还会依据我们过去的经验、当下的情感和对未来的期望，主动对即将发生的事（包括即将体验到什么样的知觉）做出预测。大脑会对接下来发生的事或者感知进行检验，并判断它们是否与预期相符。如果预测出现差错，随着更多信息的到来，大脑会及时更新和修正它对世界的预测。但在某些情况下，因躯体机能减弱导致外界给出的反馈不足（例如失明、失聪等），大脑就会过度依赖过去的经验，对其中的差错不能及时修正，由此更容易产生幻觉、错觉，甚至继发猜疑、妄想。下面我们通过几个案例来认识一下这个现象。

故事概要 1：听力受损者

可能是因为双侧听神经的退行性疾病，患者 A 先生 39 岁开始出现听力下降和耳鸣，耳鸣逐渐发展成听幻觉。而在此之前，他从未出现过精神病性症状。47岁时他几乎全聋，并出现了程度严重到需要住院的被害妄想（怀疑他的邻居和先前的朋友们要迫害他）和牵连观念。抗精神病药治疗没有改善他的症状。两年后，他接受了人工耳蜗植入术并恢复了部分听力，与此同时，他的精神病性症状也得到了明显缓解。

不幸的是，几年之后A先生残存的听力进一步丧失，再次导致了他的耳聋，他也因此再次出现精神症状，表现出妄想和凭空耳闻人语（幻听）的症状。这次，抗精神病药消除了他的妄想，但幻听仍然持续且恼人。幻听的内容通常是批评他的行为和给他下达命令。A先生作为一名吉他教师，已经不能继续他的职业。他减少了社交接触，丧失了生活目标，常常卧床不起。

与A先生的情况类似，国外有个叫西尔维娅（Sylvia）的患者，在耳部感染造成听力严重受损之后，也开始出现了幻听。她最初听到的是几个不断重复的音符，后来就变成了钢琴或小号之类演奏的完整曲调。她说："这种声音我在现实生活中从来没有听过！"

在A先生的案例中，我们能明显看到听力损害与精神病性症状严重程度的相关性。研究显示，听力损害个体（尤其是中耳疾病）出现精神病性症状的风险比听力正常的人高三倍。

故事概要2：视力障碍者

患者B，75岁男性，丧偶。5年前开始出现视野中心发黑，看东西时感觉模糊，有时感觉看到的东西变形了等症状。当时眼科诊断为"黄斑变性",治疗效果差,视力仍在进行性下降。两年前他的视力几乎完全丧失,仅有光感。三个月前,患者常站在窗前发呆,告诉家人最近又能看到东西了,有时看到小河流水,有时看到小鸡啄米、蛇爬行等。患者对答切题,智能良好,有幻视,无幻听,无被害妄想,无怪异行为。他清楚地知道看到东西是不真实的,主动要求治疗。

这种在视力障碍患者中出现视幻觉的体验,临床上称为邦纳综合征(Charles Bonnet Syndrome,CBS)。瑞士学者查尔斯·邦纳(Charles Bonnet)最早在1760年描述了他87岁祖父的状况,后者罹患白内障,两眼近乎全盲,但可以看到人物、鸟、车辆、建筑、画布等幻象。这种现象在眼科并不少见,青光眼患者中有2.8%～20.1%的人群会出现邦纳综合征,黄斑变性的患者多达半数可能会经历视幻觉。当出现生动形象时,不是所有患者都能像B先生这样,意识到这些形象的虚假性。

故事概要3：其他生理缺陷者的幻觉

患者C,70岁男性。他被帕金森病破坏了嗅神经,完全丧失了嗅觉。有一天他却忽然闻到了一股树叶烧焦的气味,其后他闻到的气味越来越浓,从最初焚烧树叶的气味过渡到了洋葱般难闻的恶臭,最浓烈的时候,闻起来就像粪便一样,甚至那股气味能强烈到把他熏出眼泪来。

患者D,67岁女性。三年前因右下肢动脉血栓造成肢体坏死，曾经多次手术取栓。在安装血管支架失败后，选择了右下肢的截肢手术。术后一个月开始感觉已经被切除的肢体有疼痛感，开始为右小趾疼痛，发展至右足底痛，逐渐扩大至右侧腹股沟以下整个肢体的疼痛。疼痛感以锐器切割感为主，也有过电感，令患者难以忍受。据报道，截肢手术后六个月内出现上述类似"幻肢痛"的比例高达50%～75%。

不仅是上面提到的有生理缺陷的患者，我们身体和精神健康的人也会在某些情况下出现幻觉。1954年心理学家对大学生志愿者做了一个"感觉剥夺"实验，让他们戴上特制的半透明塑料眼镜、手臂上套着纸板做的手套和袖头，在一个隔音室里静静地躺在舒适的帆布床上。两三天后，这些志愿者就决意要逃脱这种单调乏味的环境，他们感觉焦躁不安、注意力涣散、思维受到严重干扰，50%的参与者报告出现了各种形式的幻觉。另外，很久以前人们就注意到，在茫茫高空中作业的飞行员和在漫长空旷的道路上疾驰的卡车司机都很容易出现幻觉。在健康人群中有5%的人在一生中会体验到一次或多次幻觉，60岁以上的人体验到幻觉的概率会增加。

核心症状表现

（1）幻觉。幻觉归类于感知觉障碍，可以分为幻听、幻视、幻嗅以及幻触等，分别对应听觉、视觉、嗅觉和触觉等感觉器官。言语性幻听虽是常见的精神病性症状之一，多数情况下幻听不会单独出现，或者说不会长久单独存在，具有明显幻听症状的患者往往有其他原发或继发的精神病性症状，比如第一个案例，他就有严重的被害妄想。

（2）**继发性被害妄想**。这显然属于思维症状，第一位故事对象他在出现幻听数年后，怀疑他的邻居和先前的朋友们要迫害他，属于典型的被害妄想，考虑到两组症状出现的时间跨度，考虑属于继发性被害妄想。

我们希望你明白

从上面这些案例中可以看出，不是所有出现了幻觉的人，都是得了精神病。感觉器官出现障碍的人，可能会有更高的概率出现幻觉，其中部分患者甚至可能会出现思维方面的问题（例如继发怀疑别人要迫害自己、相信自己被神鬼选中等），更甚者可能会丧失辨别真实与虚幻的能力，也称为失去现实检验能力，他们不会认为自己是生病了，这也是严重精神病性障碍的临床特征之一。

对于年龄较大的患者，如果以某种感官的幻觉为主要表现，家属应该考虑尽早将患者送去相应的专科进行检查。对于这类患者的治疗，通常优先处理生理缺陷，比如对听力差者佩戴助听器，同时也要为患者的日常生活尽量提供便利和给予必要的照顾。

04 思维形式障碍

内向思维

内向性思维，指终日沉湎于毫无现实意义的幻想，不与外界接触，沉浸在自我的世界中，属于思维联想障碍。此处的"内向"，与一般意义上的"性格内向"是完全不同的概念，并不是指患者性格上的倾向，而是指一种以自我为中心，与外界现实环境完全隔绝的思维状态。具有内向性思维的患者常常对周围的事情不闻不问，也不与人交流，只是一味地沉思不语，离群独处。他们到底在思考些什么内容呢？下面我们通过一个案例探索他们的内心世界。

故事概要

2023年12月，一位年轻的女性患者在家人的陪同下来到了病房。她给人的第一印象是穿着打扮略显不整，有一种疏于打理、不修边幅的感觉。询问家属得知，她最近在家中长时间地发呆，很少和家人说话，常常沉默独坐，以至于一日三餐、起床和睡觉，甚至洗澡、洗头也需要家人督促。

是什么原因导致她对自己的日常生活失去了参与性？要回答这个问题，我们还需要详细了解她以往的情况。患者18岁时就读于一所中专学校，她性格温和，成绩优秀，每周定期给父母打电话，分享自己的生活近况。从某天开始，家人发现她不再主动打电话来了，家人给她打电话一直处于无人接听状态，发微信也仅仅回复寥寥几个字。出于担心，父母立刻赶往学校探望她。见面后，父母发觉她的头发很凌乱，问她怎么回事，她显得心不在焉，只是反复说"我的头发长得很快"，没有更多的回应。家人立刻带她来我院就诊，门诊医生认为她言行异常，建议立即住院进一步诊疗。

面对这一建议，患者的父母心中充满了忧虑。尽管知道住院能够提供更系统的治疗，但仍担心医院的环境会让女儿感到孤独害怕。因此，患者父母还是坚决地拒绝了住院的要求，决定在家中照顾女儿。可惜患者并没有好转，反而生活越发懒散，整日在家中发呆，看似一直若有所思，想着想着还会自己发笑。家属不得已之下只好送患者来住院，经诊断患者为"精神分裂症"。治疗后患者病情稍有好转，但出院后患者服药不规律，病情逐渐加重，多次在当地医院住院治疗。2023年患者再次来我院就诊，呈现的就是我们看到的不修边幅、沉默独坐的面貌了。

那么她整天冥思苦想，到底在想什么呢？患者来到医院后，我们有过这样一段对答。

医生："你为什么来医院？"

回答："因为我自己懒。"

医生追问："怎么懒法？"

回答："主要是生活上的问题。"

患者说到这里，突然自己笑了。

医生："你为什么发笑？"

她微笑了很久才回答，回答内容也很简单："想到开心的事情。"

医生："开心的事情指什么，你能举一个例子吗？"

回答："听张杰的歌。"

患者说完，突然唱了起来："可能有些往事回不来……"

唱完，患者又沉默了很久，主动说："我准备去听张杰的演唱会，张杰喜欢我。"

著名歌星喜欢一位寂寂无名的普通女孩，听起来似乎不可思议，很有可能是患者的妄想内容，医生便从这里着手，进一步追问这件事的详情。

医生："你怎么知道张杰喜欢你？"

回答："我猜的，因为他请我去看明年三月份的演唱会。"

医生："他通过什么方式邀请你的，比如给你发邮件或者打电话了？"

患者沉默不语，脸上再次出现了微笑，不再回答问题，显然又沉入了自己的内心世界。

在整个沟通过程中，患者一直显得注意力不集中，思绪好像在很遥远的地方游荡，医生时常需要通过倾身注视、提高音量等方式吸引她的注意力。即使医生努力地与她对话，她仍然像是在忙于沉思，只是抽空回答一两个问题而已。

除了著名歌星喜欢自己，患者还有很多不着边际的念头。父母多次向我们表示，难以理解她的想法从何而来，为什么她本人意识不到这些想法的荒谬性，反而沉迷其中？

核心症状表现

（1）**内向性思维**。早在1911年，著名精神病学家保罗·尤金·布鲁勒（Paul Eugen Bleuler）就提出了精神分裂症的典型症状之一，内向性（autism），即我们现在所说的内向性思维，指患者沉浸在个人的内心世界中，对外界事务缺乏兴趣或关注，其精神活动与现实环境完全脱节。

当我们不专注于外部世界，而是沉浸在自己的思绪、回忆过去、计划未来或者仅仅是在发呆时，这些大脑区域之间的正常沟通和协调出现了问题，就可能导致患者难以区分现实与幻想，陷入过度的内心活动。

在精神分裂症的初期阶段，一些患者的内向性思维包含了大量的幻想元素，显得不切实际，有时也被描述为幻想性内向性思维或白日梦状态，我们所讨论的这位患者正是表现出这样的特征。

而在疾病进展到后期时，患者的这种内向性往往转变为更严重的退缩形式，他们几乎不再接触外界，内心世界的思考变得极为单调。在一些发病数十年的老患者中，常能见到此类表现：他们常常在病房中枯坐一隅，终日沉默，偶尔喃喃自语或面带微笑。但当医生试图与其交流时，他们通常仅以简短的词句回应，表达不出什么清晰的想法。

目睹患者的思维活动出现如此衰退，无疑是一件令人沮丧的事情。如果在疾病早期就进行有效的治疗，及时控制病情发展，也许能够更好地避免这种结局。

（2）*疾病未治疗期*。从患者首次在18岁时表现出精神异常，到最终接受精神科的系统治疗，其间相隔了数年之久。患者的父母也曾遗憾地向我们询问，是否因为来得太晚而耽搁了最佳治疗时机，影响了患者的诊治效果。

关于这个问题，精神科有一个专业术语可以描述这种情况，即疾病未治疗期（duration of untreated illness，DUI）。它指的是从患者首次出现明显的精神症状到开始接受正式治疗之间的时间长度。如果这段时间过长，可能会导致病情加重，治疗难度增加，更难恢复。因此，当患者本人、家属、朋友或任何与患者有密切接触的人注意到患者出现精神异常的表现时，及时寻求精神科医生的帮助是非常重要的。

我们希望你明白

（1）*注意症状识别*。内向性思维这种症状通常比较隐蔽，不了解患者的人可能会认为只是性格内向而已，即使与患者有密切接触、熟悉患者的人识别出来也并非易事，往往会遗憾地错过最佳的治疗窗口。因此，家属或知情人一旦发现患者有异，应及时到专业机构就诊，明确诊断后尽早开始系统规范的治疗，以最大限度地助力患者康复。

（2）**坚持综合治疗的原则**。药物是主要的治疗方式，可以选择对阴性症状疗效较好的药物，比如小剂量阿立哌唑、氨磺必利等。研究结果显示包括重复经颅磁刺激（repetitive transcranial magnetic stimulation，rTMS）等在内的神经调控治疗对这种症状具有一定的干预效果。此外，内向性思维症状使患者与他人的交流和互动变得困难重重。因此，心理治疗与康复训练是非常重要的，社交技能训练、职业康复，以及团体形式的治疗都是可以考虑的干预方式。

思维贫乏

　　思维贫乏，指联想数量明显减少，概念与词汇贫乏，属于思维联想障碍。患者脑子空洞无物，没有什么东西可想，表现为沉默少语，言语空洞单调或词穷句短，回答简单。严重的患者也可能什么问题都回答不知道。这组症状一般指向慢性精神分裂症、神经发育障碍、神经认知障碍或其他器质性精神障碍。思维贫乏属于严重的慢性退缩性症状，也是常见的阴性症状表现，所谓的阴性症状就是正常人本该具有的思维、情感、意志，在患者身上却"退化"了。思维贫乏是常见的阴性症状表现，多数情况下患者并不自知，完全不同于一般意义上的缺乏想象力。那么思维贫乏的患者，他们的想法都去哪儿了？下面我们通过一个案例讨论一下。

故事概要

　　近期门诊随访中有一位患者，说起她的情况着实令人惋惜。她高中阶段在重点高中就读，直到高三成绩都很优异。她志向高远，当时虽已经获得某知名985高校的预录取资格，但她还有更高的目标，因而学习非常刻苦。可不幸却几乎毫无征兆地降临，在临近高考最关键的阶段，她有一天回家突然说不要去上学了，原因是她在校听到同学议论她。后家人去医院代诊。她虽然也曾接受了药物治疗，但并未能坚持，她的能力虽有改善但相较病前，似乎有天壤之别。

在家人和老师的鼓励下，她靠着之前的积累考上了一所大学专科院校。她也尝试着去融入集体生活，却不太适应，开学不久就表示不愿继续就读。家人觉得可能孩子本来成绩优秀，现在一时无法接受这个现状，也就顺着她的意愿退学。之后，她再次参加高考。可事不如人愿，她的分数和以前差不多，再次就读原先的院校，只是换了一门专业。

家长本以为她很难接受这种现状。但也奇怪，在这个阶段，她对学业、进入高等学府的志向似乎慢慢地都不见了。她虽然已经大学毕业，但几乎没怎么工作过，整天在家看看电视和手机。她平时话很少、很少社交，可以做简单的家务，但不肯服药。反正她也安安静静的，表面上没有什么异常，家人也没勉强她，这样持续了5～6年时间。

只是好景不长。在首次起病10年之后，她因耳闻人语，冲动外跑半年，家人便陪伴她来看急诊，要求住院。

病史记录她10年前读高中时起病，但一直拒药。就诊前约半年，病情反复，表现出自言自语、有外跑冲动行为的症状。2021年5月不顾家中在装修根本无法居住，非要从祖辈的家里回自己家去，把母亲推倒后外跑，自己在外步行7.5个小时。家人感到无法管理，故急诊住院治疗。

住院诊断为精神分裂症。经过调整药物以及康复治疗，她外跑和冲动行为明显改善。但她仍很孤僻，甚至和家人也很少交流，只是母亲问她什么，她能简单作答而已。平时胃口较好，有明显的体重增加。

出院后，她平时也能跟着母亲一起来门诊随访，但和医生也很少交流，整个就诊过程中她面无表情，能简单对答。说她思维贫乏，又怎么看出来呢？

医生："你最近好吗？平时在家做什么？"

回答："还好，在家看看电视和手机。"

医生："最近电视或者手机上有什么新闻呢？"

本以为她总能讲出几条，大不了讲讲八卦也行吧，可惜事与愿违。

回答（干脆）："没有什么新闻。"

医生只能提示一下："不是前一阶段美国大选了吗，你知道谁当选？"

这次很快就回答："特朗普。"

还不错。看样子她还是知道些国际大事的，再问一个开放式问题吧。

医生："那他当选对中国会有什么影响呢？"

回答："搞好经济，增加收入。"

医生（不解）："他不是要加税，和我们打贸易战吗，怎么能搞好经济呢?"

回答（重复）:"他说要搞好（美国的）经济,增加收入。"

看样子这就把天聊死了。好吧,换个话题。

医生:"那你平时喜欢什么电视节目?"

回答（简单）:"没有。"

医生似有不甘,还想和她聊聊以后有什么打算。回答依然是很简短,她说没什么打算。

在整个交流过程中,也看不出他有任何的情绪变化,既无面部表情变化,也无语调的起伏,所以可以判断她并非不配合医生,只是她确实没什么想法了。

当天,母亲眼中含泪,也有些自责,觉得是不是当时要求孩子只争第一,可能压坏了孩子。她担心自己年纪大了无法照顾孩子,希望寻求更好的治疗。

事后看,她当时的治疗被拖延了。目前这个程度的治疗本就较为困难,医生也尝试调整药物,但并无起色,期待近几年能有突破性的药物惠及她们。

她的想法去哪里了? 她高三阶段的远大志向、那种进取心又都去哪儿了?

核心症状表现

（1）**精神分裂症的阴性症状。**阴性症状多是中枢神经系统受损造成的正常功能降低或缺失导致，属于精神病理学上的缺陷症状，包括思维贫乏、注意缺陷、情感淡漠和社会性退缩等表现，一般是缓慢起病，而且，患者本人丝毫不能意识到这个问题。阴性症状与前额叶功能缺陷和多巴胺系统功能不足有关。

（2）情感淡漠。思维贫乏不是独立出现，一般都伴随着情感淡漠、意志要求减弱或缺乏。情感淡漠是患者对和她切身利益相关的事情缺乏正常的反应，伴随着表情呆板、语音语调过于平缓的表现。但患者自己也体会不到这一点，能体会到的话，就很难称为淡漠了。

另一种和淡漠表现类似的是情感麻木，这是一种主观感受，比如抑郁症患者体验不到痛苦和愉快感，以麻木来形容更贴切。患者有深刻的内心体验，即便讲话少，也并不存在思维贫乏。

我们希望你明白

（1）**强调精神疾病的早期诊断**。受精神疾病的污名化和病耻感影响，讳疾忌医并不少见。医生有时会说患者被家人藏起来很久，"藏"这个字也能体现出家属怕丢人的心态，也反映患者自己无自知力不肯诊治，这都往往导致患者社交隔离，逐渐慢性化退缩，疗效难以保证。

有人不善言辞，尤其是面对陌生人或者大众，可能只是性格内向、社交焦虑或回避的表现，与思维贫乏是完全不同的。我们有时也会说某人缺乏想象力，但这对社会功能几乎没什么影响，显然和思维贫乏也沾不上边。

（2）**强调规范治疗**。与早期诊断对应的是早期规范治疗。很可惜，患者在起病初期没有得到系统治疗，这虽不是疾病慢性化的唯一原因，但对大部分病例来说，早期治疗尤为关键。精神分裂症的早期一般定义为起病后五年之内，当然应该尽早，延后就会失去最佳干预时机。

（3）**坚持不伤害原则**。医生理解患者及家属对药物的担心，不良反应也是药物固有的作用机制所致，难以完全避免，但应尽量降至最低，尤其是药物相关的继发性阴性症状。可以使用对阴性症状疗效较好的药物，比如小剂量氨磺必利、卡利拉嗪或阿立哌唑等。

（4）**应对拒绝服药**。精神分裂症患者对自己的疾病缺乏认识，拒药比较多见，即便在家属的监督下，仍会设法藏药或者催吐。停药、拒药也是疾病复发的主要原因，而且复发患者与首次发作的相比，病情常会加重，药物疗效更差。所以适时采用长效针剂治疗也尤为关键。每个月或每三个月注射一次的针剂已经广泛使用，目前已有最长六个月注射一次的针剂，大大减轻每天督促服药的困难，针剂改善依从性，血药浓度稳定，可以有效防止复发和再住院。

思维迟缓

思维迟缓是指联想的速度减慢，患者会感到自己的脑子变得迟钝，反应变慢，思考问题变得困难。在与他人交谈时，这类患者通常言语较少，语速缓慢，声音低沉，表达的内容也比较简单。患者在日常生活中可能会发现自己难以迅速回应他人的提问或参与复杂的讨论，就像脑子转不动了一样。思维迟缓的症状常见于抑郁发作，包括抑郁症（单相）的抑郁发作或双相情感障碍的抑郁发作等。下面我们结合一个抑郁症患者的案例介绍这一概念。

故事概要

抑郁症可能是最广为人知的精神障碍，它影响着全球数以亿计的人们。尽管抑郁症在公众中具有较高的知名度，但许多人对其复杂性和严重性仍然缺乏足够的了解。抑郁症不仅仅表现为"心情不好"，还包含一系列复杂的认知症状，其中之一便是思维迟缓，患者可能会觉得自己的思维像被按下了"慢放"键，原本简单的想法现在也需要花费更多的时间和精力去组织与表达。

这位学生在初三时，因为和同学之间发生了一些矛盾，开始感到情绪低落、闷闷不乐，仿佛周围的一切都变得灰暗无光。幸运的是，这些症状持续了大约两周后，患者又觉得心情有所好转。当时家人并没有带他去医院就诊，以为只是青春期的一段小波折。

然而，进入高一后，随着学业负担的急剧增加，问题再次浮现。这一次，不仅仅是情绪上的低落，他还发现自己越来越难以集中注意力，记忆力也明显下降。随着时间推移，这些问题逐渐恶化，他的学习成绩也开始显著下滑。他曾经是班级里的优等生，现在却连最基础的知识点都难以掌握，考试成绩也从名列前茅跌到了倒数几名。面对这样的变化，家长非常焦虑，不断询问孩子的状况，并尝试寻找原因。患者自己形容："感觉脑子一下子变慢了，好像转不动了。"眼看着孩子的状态每况愈下，家长在老师的建议下，终于带他去精神科进行咨询。

医生："你好，最近感觉怎么样？"

患者沉默了快一分钟才回答："很糟糕。我不知道怎么形容。"

医生："比如在学习或日常生活中有什么具体的例子吗？"

患者："上课的时候……以前很容易理解的东西，现在变得特别难。"

医生："在做作业时也有同样的感觉吗？"

患者："是的……每个题目都很复杂，根本不知道从哪里开始。"

医生："除了学习，你在社交活动中也有类似的感觉吗，比如和朋友聊天时？"

患者："没什么兴趣聊天，他们说话我都跟不上……反应慢了好多。朋友说我不理他，其实我是不知道说什么。"

医生："你觉得这些变化对你的生活影响大吗？"

患者："非常大，成绩下降得厉害，感觉自己不再是以前的自己了。"

医生："你有没有尝试过一些方法来改善这种情况？"

患者："试过早睡，但还是感觉变笨了。"

这段短短的对话实际上花费了将近20分钟。这是因为患者回答每个问题前都需要进行漫长的思考，有时需要几十秒，有时甚至长达一两分钟。由于思维迟缓的影响，患者的语速较慢，语调也较低，这使得每次回应都需要耐心的等待和引导。

核心症状表现

（1）**认知症状**。患者曾经是一位学业上的佼佼者，正处于高中这一关键的学习阶段。对于家属来说，看到他突然下降的学习能力无疑会引发巨大的担忧。

医生与患者之间的交流揭示了一些可能导致学生成绩下降的重要线索。首先，可能随着年级升高，课程难度加大，孩子无法适应新的学习要求。但患者面对的不只是学业压力，还有抑郁所导致的思维速度和信息处理速度减慢，这不仅影响了患者的学习表现，还对其社交产生负面影响。

（2）**精神运动迟缓**。这组症状常见于中度或重度抑郁发作的患者，其中一个主要表现就是思维迟缓。思维迟缓是一个复杂的病理现象，它涉及多种生物学机制。

思维迟缓的患者在面对医生提问时，常常会回答说"不知道"或者"不记得了"。不仅仅是思考速度的问题，它们还反映了患者在尝试组织思想和回忆信息时所遇到的巨大困难。

除了思考速度的减慢之外，许多患者还会经历思维的彻底停滞。以至于连最基本的交流都无法维持，仿佛思维的引擎熄灭了一样。这对于患有重度抑郁或其他精神障碍的个体来说，却是真实而痛苦的经历。

因此，"思维迟缓"也涉及思维过程的深度中断以及患者在认知功能上的显著退步。比如决策困难，对一个问题瞻前顾后，怎么回答都觉得不妥，显得更加迟缓。

我们希望你明白

（1）**思维迟缓与抑郁**。思维迟缓症状常见于抑郁发作患者，对日常生活和社会功能具有显著的影响，多数患者会主动寻求帮助。需要强调的是，思维迟缓患者往往会表现得沉默少语，甚至完全缄默，社交上表现得被动退缩，但这些仅仅是外显的行为表现，可能与其他疾病的类似表现相混淆。因此，一旦发现端倪，还是建议及时寻求医生的专业判断，切不能想当然地认为是"抑郁"表现，想着只要简单疏导、旅游散心或休假调养就了事。

（2）**针对性干预**。对思维迟缓症状的干预，需要首先明确疾病诊断，才能针对性治疗。如若是单相抑郁发作的症状之一，规范的抗抑郁药物治疗是首选；如若是双相抑郁发作的症状之一，应该遵循双相情感障碍的治疗原则来选择药物；而如若是其他疾病的症状之一，则按照相应的原则来治疗。无论是单相还是双相抑郁发作的思维迟缓症状，严重时均可考虑联合改良电抽搐治疗（modified electroconvulsive therapy，MECT），以求更快、更有效地改善症状。必要的以认知矫正为主的康复治疗或训练都是推荐的综合干预方式。

思维散漫

思维散漫指思维联想内容松散，缺乏主题和联系，是一种思维连贯性异常的表现。从字面意思来理解，"散"指的是分散、不集中，"漫"则代表漫无目的、随意，也就是说患者说话或书写的内容没有中心思想，或者严重地偏离主题，话题随意跳跃。虽然能说出完整的句子，但一句话与下一句话之间缺乏联系，常常使人觉得交谈极为费力。尤其是在回答别人的问题时，句句都说不到重点，但又似乎句句都沾点儿边。下面我们通过一个案例来探讨一下这个问题。

故事概要

这位患者高中时开始与同学关系不睦，经常躲着老师、同学，总想找理由不去上课，进而发展到逃学。当时家长以为患者处于叛逆期，只是口头教育，不觉得是什么大问题。直到有一天，患者和家人一起在旅游的时候突然显得惊恐万分，对着空中大叫:"救救我!"家属赶忙带患者回家。没想到回家后患者一直坚称自己有罪,要受到惩罚,拿起刀就划伤了自己的手臂,家属立刻带她去医院缝合后再到精神科就诊。当时诊断"精神分裂症",服药后病情有所好转,但不能继续上学了,一直在家休息。

患者在家能做一些家务,也曾外出打工,做过一些简单的工作。一年后患者和家属都觉得病情比较稳定,就自行停药了,但很快病情出现了反复,返院治疗后病情控制尚可,接着又一直服药。又过了几年,患者谈恋爱了,觉得对方轻视自己是因为自己胖,于是完全停药。停药20天后,患者晚上又开始睡不着觉,无故哭泣,多次和家人打架,称周围都是魔鬼,要求路人救救自己,称自己被魔鬼报复了。

在这一阶段,患者最明显的异常表现就是毫无理由的紧张害怕、疑神疑鬼。家长为此非常担忧,一直安慰患者,没有人要害她,世界上也没有魔鬼。但安慰的效果有限,因为患者说话前言不搭后语,和她谈话总觉得无法继续,家长遂带她再次前来就诊。

来到医院后,医生询问她近期的情况。

医生:"这次为什么来医院?"
回答:"因为发病。"

看来患者还保留了一些自知力,自己也认为目前的情况是一种病态。

医生:"发病具体是什么表现?"

回答:"我在开车,我舅舅就把我抓来了。"

医生:"为什么抓你?"

回答:"我不知道,我要我妈妈。"患者说着就哭了起来,不再回答任何问题。

第一次交流到这里就陷入了僵局,只能下次再谈。

过了几天,患者的病情在药物控制下稍趋稳定,我们再一次询问了患者的内心体验。

医生:"你还记得为什么来医院吗?"

回答:"我原本在张江工地那边,我在小姨夫那里,考了两张证。"

医生:"你考的什么证?"

回答:"我不记得了,我妈妈一直信那种大仙什么的,病急乱投医。"

医生:"请大仙做什么?"

回答:"不用请大仙,我相信科学,我有点害怕。"患者说着,突然双手合十一直鞠躬。

医生:"这个动作是什么意思?"

回答:"我尊重你们。"

在这次交流中,患者的表达又开始逐渐变得碎片化,难以连贯。医生依照常规，询问患者对未来的一些打算和计划，以此来评估她的动力水平和未来的康复预后。

医生："你出院之后有什么打算？"
回答："我出去之后我要工作，我要谈恋爱。"

听起来她的目标具备一定的现实性和可行性，这也是大多数人在类似情况下可能会考虑的事情。

医生："具体打算怎么做？"
回答："我准备在网上给别人发信息，跟微信上的人聊天，魔鬼要来抓我，我有罪，我姐姐就不信大仙……"

遗憾的是，刚才贴近现实的回答只是昙花一现。只要多说几句，患者便又暴露了其妄想内容，并且话题漫无边际。

这样的对话也表明，尽管思维散漫的患者有时也能够说出看似合理的内容，但其思维很容易被非现实甚至妄想性的念头所打断。

核心症状表现

（1）**思维散漫**。思维散漫指思维的目的性、连贯性和逻辑性障碍。患者思维活动表现为联想松弛、内容散漫、缺乏主题，一个问题与另外一个问题之间缺乏内在联系。说起话来东拉西扯，以致别人弄不懂他要阐述的是什么主题思想。对问话的回答不切题，以致检查者感到交谈困难。上述这位患者交流过程中的表现就是思维散漫的表现，交流完全无法聚焦于某一个主题，所表述的内容，也很难让人理解，甚至够得上"思维破裂"的程度。

（2）**自责自罪**。患者曾坚称自己有罪，应该受到惩罚，并有明显的自伤行为。同时也有被害体验，尤其是在思维联想障碍的基础上，其思维内容障碍多变，症状不稳定，行为明显反常。

（3）**自伤行为**。大多数精神障碍具有波动性进展的特点，病情起伏不定。然而，一旦病情发作，她的行为和思维就会出现明显的异常，病情有进一步发展的风险，严重时存在伤人伤己的可能性。本例患者在精神症状的支配下曾出现过自伤行为，这令人十分痛心。

我们希望你明白

（1）**及时就诊**。思维散漫症状属于思维形式障碍，最常见于精神分裂症等精神病性障碍，刚开始出现时可能难以被识别，但一旦进一步发展，患者出现了感知觉异常、情绪和行为改变等症状群表现，周围人多数会看出其"病态"。应尽早带患者就医，千万不能抱侥幸心理等待患者"自愈"，或相信一些伪科学的东西进行"净化"，或担心被别人知道、歧视等而讳疾忌医，贻误了最佳的治疗机会。

（2）**客观评估**。患者来院时，家属曾告诉我们："她平时挺好的，没有什么大问题。"这也是我们在临床工作中经常听到的一句话。

精神科通常没有明确的检查作为诊断的"金标准"，对患者状态的判断都主要依赖于客观观察。然而，由于观察的角度和重点不同，可能会得出截然不同的结论。医生往往需要家属在陈述患者病情时，尽可能描述患者的客观表现，避免"我觉得……"之类的主观武断的结论。

（3）**联合治疗有益**。对于这类阳性精神病性症状，只要不是反复发作的残留期患者或难治性患者，大多数抗精神病药物通常都能产生较好疗效。在没有禁忌证的情况下，联合改良电抽搐治疗也是常见的治疗选择，有助于更快、更有效地控制症状，缩短住院时间。之后的药物维持治疗及必要的功能康复训练，对于预防复发、促进功能恢复均是非常重要的。

思维奔逸

思维奔逸，又称意念飘忽，指联想速度加快，数量增多，内容丰富生动。"奔"可以理解为思维的快速流动或跳跃，表示思维以极快的速度运转，几乎不留停顿；"逸"有超越常规、不受约束的意思，可以理解为思维飘忽不定，迅速从一个想法跳到另一个想法，说话主题极易随环境而改变。患者在出现思维奔逸时，往往话语量比平时明显增多，滔滔不绝，说得口干舌燥、声音嘶哑，还是不停地高谈阔论。这一症状最常见于双相情感障碍的躁狂发作阶段。

故事概要

下述这位患者在21岁时开始出现情绪不稳的症状。当时，她正在从事一份专业技术工作，逐渐表现出工作效率下降的情况，工作中频繁出错，有时还会无缘无故地发脾气。领导注意到她的状态异常，与刚认识时判若两人，建议她去精神科就诊。初次门诊诊断为"抑郁症",并开具了抗抑郁药物。然而,服药后情况并未明显改善,患者依旧无法完成工作,并且认为自己的能力远超当前职位,应该做更有意义的工作来造福人类,这导致她多次与领导和同事发生冲突。

病情未见好转,患者家属再次带她就诊。这次的诊断结果为"双相情感障碍",并调整药物方案。可疗效仍然不理想。在之后的九年里,患者的病情一直起伏不定,长期因病休假,但生活能够自理,并在此期间结婚。2023年,患者发现自己怀孕,由于担心药物对胎儿的影响,她决定停药。

停药后,患者的情绪波动加剧,出现了打人砸物的行为。分娩后,患者的行为变得更加紊乱,表现为大手大脚地花钱,大发脾气,极度兴奋,话多且语速极快,话题从生活琐事跳跃到人类伟大构想,再从哲学理论谈到人工智能,使得周围的人难以跟上她的思路。由于患者脾气暴躁、言行激动,家属只好再次将她送至医院治疗。

医生:"你最近好吗,来医院主要想解决什么问题?"

回答:"我就脾气不太好吧,容易发脾气。"

医生:"发脾气的时候都做了什么事情?"

回答:"仪器工作的时候特别吵,我就把仪器关掉了,领导批评我,我已经上班第三年了,我不应该做这份工作,我不停地想这些事情,其实早就有蛛丝马迹了……"

医生:"你说的蛛丝马迹指什么?"

回答："比如说前段时间我生小孩，我先请了一个月嫂，我妈妈又请了一个月嫂，我帮那个月嫂找了一个男朋友，她说他们不合适……"

说到这里，患者的回答已经离题万里，医生不得不打断她的叙述。

医生："这些和你住院有什么关系吗？"

回答："我不要住院，我有大事要做，不能耽误，如果你感兴趣，我在写一篇关于人工智能的文章，所有人都能通过智能设备实现心灵沟通，我说的可是真正的沟通！人与自然合二为一，就像我小时候在院子里种的那些花花草草。你知道吗，我曾经想过要做一个园艺师……"

医生："你最近是否觉得脑子里想法很多？"

回答："太多了，我太聪明了，外星人也在研究我的行为模式，宇宙中存在平行世界……"

患者继续滔滔不绝地说着，语速飞快，妙语连珠，完全沉浸在自己的思维世界里，充满了兴奋与激动，仿佛每一个新的想法都能引发她无限的热情和兴趣。

核心症状表现

（1）**思维奔逸**。为什么她的思维突然变得如此敏捷？在躁狂发作期，患者常常表现出思维奔逸这一显著特征，有时患者会感到近期大脑反应异常迅速，思如泉涌。患者表现为话多、语速快、声音洪亮、用词丰富，几乎无法被打断，有时母语与外文夹杂、无缝切换。甚至有时患者还会感到自己的说话速度跟不上思维的速度，体会到某种程度的思维云集。

轻症患者的表现主要是思维活跃、用词丰富，但仍能保持一定的逻辑性和结构性。然而，严重者由于思维速度异常增快，话语常会省去连接与修饰成分，表现为概念的堆积而非结构完整的句子。

思维奔逸不仅仅是思维速度加快，它通常伴随着情绪高涨、行为冲动等症状，还可能存在注意力分散以及判断力下降等问题。患者感到自己无所不能，过度消费、鲁莽驾驶等。

（2）音韵、意境联想。思维奔逸常伴随着音联意联，这个患者的表现还不大明显。音韵联想，又称为音联，如两个词发音相同或近似，或根据押韵而被联想起来（音联）；一个词有两个意义，或从一个词所标示的事物联想到与这个事物相似、同类或有关的另一个事物，这是字意联想（意联）；这些都是思维奔逸在患者言语中的常见表现。

明朝程敏政人称神童，宰相李贤欲招为婿，指着席上果品出对曰：因荷（何）而得藕（偶）？程对道：有杏（幸）不须梅（媒）。李贤大喜，乃将女儿许配之。

类似的还有高力士和李白的对骂，玄宗让高为李出题。高出上联：二猿断木深山中，小猴子也敢对锯（句）。李还击：一马陷足污泥内，老畜生怎能出蹄（题）？

上述都是"音联"很生动的例子。你看他们文思敏捷，一挥而就。

"小桥流水人家，古道西风瘦马"，这两句的格调和谐。"小桥流水人家"是和谐宁静的故乡情怀，正是作者的思想寄托。古道，有份沧桑；西风，难免落寞；瘦马，则自然承接古道西风的格调，同时也强化其中的苍凉意韵。这两句将本来是独立分离的事物统一起来，适当过度跳跃，使之既在情理之内，又勾出读者心思，变化之后的景象能让人心眼一新。这恐怕是很好展现"意联"的例子。

我们希望你明白

（1）**注意莫名的亢奋**。当患者出现明显的思维奔逸症状时，多数人可能感觉难以"跟得上"，而且患者往往会有情绪高涨、激惹性高或情绪不稳定、行为冲动不计后果、精力充沛、睡眠减少等一系列变化，周围人通常能对其异常有所察觉，或者已经因为其"亢奋"的表现深受其扰，因此寻求诊治是多数人会做出的选择。

（2）**情绪稳定剂治疗**。对这种症状及疾病需要尽快开始以锂盐、丙戊酸盐等心境稳定剂为基础的治疗，多数情况下还会同时使用抗精神病药物，通常都能取得很好的疗效。此外，在没有禁忌证的情况下，联合MECT有助于更快、更有效地控制症状，缩短患者的住院时间。

思维被广播

思维播散也称思维被揭露感，就是一个人感觉自己的想法不再是私密的，而是像广播一样被大声播送出去，周围的人都能听到。思维播散可以理解为思想不再受自己主动控制，而是毫无保留地暴露给了别人。但这个过程究竟是怎样发生的，别人究竟是如何知道的，患者却不一定能描述清楚。这种体验可能导致严重的社交退缩和孤立感，因为患者试图通过减少社交来保护自己免受假想中的公开审视。

故事概要

这位30多岁的男性患者是一名办公室职员，他性格内向，但在工作中一丝不苟，深受同事们的尊重。然而，在2023年末，同事们渐渐发现他有些不同了。最开始的变化似乎微不足道——他变得更加沉默寡言，时不时会突然停下手中的工作，脸上带着一丝警惕。

有一次，坐在旁边的同事见他如此警觉，便打趣地问他想到了什么。

"你们不是都知道吗？"患者的回答让同事一头雾水，大家怎么可能会知道他的心思呢？虽然这次的对话显得有些奇怪，但并未引起太多注意。

然而，随着时间的推移，类似的情况频繁发生，最终在一个平常的工作日里，患者突然在办公室大发雷霆，"别装了!"这一幕让周围的人都感到震惊。

家人得知情况后，立刻将患者接回家中休息和照顾。但是，在家中的患者也未能平静下来，他对家人发脾气，声称自己的脑子里被安装了监听器，而这一切都是二十年前由家人联合外星人所为。面对这样荒谬的指控，家人试图劝说安慰他，可患者却越来越回避与人的接触，整天把自己锁在黑暗的房间里，只允许家人把饭菜放在门口。如果家人稍有询问，房间内就会传来他的怒吼声。看到患者的行为日益古怪，家人决定带他去医院寻求帮助。

医生："我了解到最近有一些困扰你的事情。"

回答："其实，我已经有一段时间觉得不对劲了。"

医生："能具体说说这是什么意思吗？"

回答："他们都知道我的想法。"

医生："谁知道你的想法？"

回答："所有人。每当我有一点想法，周围的人都能听到我在想什么。"

医生："你能举个例子吗？"

回答："上个月有一次在公司休息室，我正想着家里的事情，一抬头就发现几个同事别过头去，肯定是听见了我的私事，不好意思看我。"

医生："你又没有说出来，他们怎么听见的呢？"

回答："我的脑袋里有一个装置能读取我的思想，向周围播放。"

医生："你觉得有这样的装置吗？"

回答："不然解释不了呀。"

医生："你觉这个设备是什么时候被放进去的呢？"

回答："我怀疑是有一次我去医院做体检，因为在那之后我就有这种感觉了。"

医生："是谁放进去的？"

回答："可能是我爸妈。"

医生："他们为什么这样做？"

回答："那要问他们了。"

核心症状表现

（1）**思维被洞悉**。心声怎会人人皆知？那些深藏在心底的声音，是否真的能够被他人所感知？这个问题贯穿了古今中外的文化和哲学讨论。瑞士心理学家卡尔·荣格曾提出"集体无意识"

概念，认为人类心灵深处存在着超越个体经验的部分。在现实生活中，我们也经常听到一些关于"心有灵犀一点通"的传说，但它也只是表达了一种彼此心灵相通的美好愿望。实际上，理解他人的真实感受需要长时间深度的沟通与共情，个人的内心世界不可能是"人尽皆知"的。

那么患者为什么会有这种感受呢？这一类症状属于思维自主性障碍，即自己的思想不再受自己控制，常出现于精神分裂症患者，其具体机制目前尚不明确。常见的是"被洞悉感"，患者坚信自己的想法即使没有通过语言或行为表达出来，也已经被他人知晓，甚至觉得所有人都知道了自己的秘密，自己像一个"透明人"，毫无隐私可言。

（2）思维播散。思维被洞悉感常伴随着思维播散，患者感到自己的思想像空气一样向周围传播开来，这种症状也称为"思维扩散"；如果患者进一步认为他的思维以某种可以直接感知的形式向四面八方扩散，比如被"大声广播"给所有人听，这种症状则被称为"思维被广播"。这些症状反映了大脑功能在思维处理和自我感知方面的紊乱。

本例患者在这种症状出现后，不仅感到困惑和痛苦，并且进一步对症状进行了妄想性的解释，认为自己脑子里一定有可以监听和广播的设备。其实通过医生和患者的对话可以发现，患者也解释不清这个设备的由来，也无法具体描述他人是如何获取自己信息的，但他仍然坚信不疑，这也是妄想的特征。

我们希望你明白

（1）**注意早期识别**。这种症状显现初始可能不被人察觉，但一旦发展，均提示重性精神障碍可能。周围人多数都会认为患者的体验不可理解、匪夷所思、荒谬离奇。因此，多数患者会比较早地被带至精神专科机构就诊。当然也会有因为病耻感而讳疾忌医，反而贻误了最佳治疗时机。所以，医生想说的是，如果患者限于症状的影响不能及时就医，作为他们的家属，此时理性科学地做决定就非常重要了。

（2）**强化治疗**。在通常情况下，对于这类症状，只要不是反复发作的或难治性患者，大多数抗精神病药物治疗都能取得不错的疗效，因此希望患者或家属能相信专业人员的判断与治疗决策，避免偏听偏信误导性的评论。最后，结合必要的心理治疗、康复训练，相信患者能在家庭的支持下最大限度地恢复功能、回归社会。

思维被夺和被插入

思维被夺和思维被插入常见于精神分裂症患者。思维被夺指的是患者感到自己的思维突然被抽走，仿佛有人从他们的脑海中强行取走了思想；而思维被插入则是指患者感到某种不属于自己的思想被强行塞入他们的头脑中。这些症状反映了患者在思维控制方面的严重紊乱，患者常常因为脑子里"凭空消失""凭空出现"的念头而陷入恐慌。

故事概要

这位40多岁的女性患者是一名中学教师，她平时工作认真负责，深受学生和同事的喜爱。然而，从2023年初开始，她逐渐感到自己的思维不再受自己控制。最初，她只是偶尔感到自己的思维突然中断，仿佛有人从她的脑海中抽走了某些想法。随着时间的推移，这种感觉出现得越来越频繁，甚至有时她会感到一些完全不属于自己的想法突然出现在她的头脑中。

　　有一次，她在课堂上讲解一道数学题时，突然感到自己的思维被抽走，脑海中一片空白。她愣在原地，无法继续讲课。学生们见状，纷纷露出困惑的表情。课后，她向同事倾诉了自己的困扰，但同事却无法理解她的感受。

　　回到家后，她的症状变得更加严重。她的头脑中不时会出现一些奇怪的想法，比如"你必须离开地球"或"你的家人都是假的"。她一开始也认为这些"外来思想"有些荒唐，但这些想法总是会毫无征兆地跳出来，她也解释不了背后的原因。这种情况发生的次数多了，她也开始逐渐相信这些想法，觉得自己的家人确实和以前看起来不太一样。因此，患者逐渐拒绝和家人沟通，也不吃家中的饭菜，生怕"假家人"谋害自己。家人意识到问题的严重性后，决定带她去医院寻求帮助。

　　医生："你这段时间好像心情不好？"

　　患者："是的，很心烦。"

　　医生："能具体说说因为什么吗？"

　　患者："我的家人都被替换了，我现在很不安全。"

　　医生："你是怎么发现的？"

　　患者："一开始就是脑子里突然出来一个想法，不知道哪里来的，家人是假的，一定是假的。"

　　医生："不是你自己的想法？"

　　患者："肯定不是我的，凭空出现在我脑子里的。"

　　医生："你觉得这个想法是从哪里来的？"

患者："我觉得是有人要救我。"

医生："谁要救你？"

患者："我不知道，但他肯定是接管了我的脑子，给我这个思路。"

医生："你什么时候开始有这种感觉的？"

患者："去年吧，感觉他在调试我的脑子。"

医生："什么叫调试？"

患者："有的想法就突然不见了，被拿走了。有的想法被放进来。"

医生："这种调试是在保护你还是伤害你？"

患者："我要离开地球才能知道。"

核心思维症状

（1）**思维被夺**。思维为何被予取予夺？思维是个体所独有的体验，并非实体，既不能被"夺走"，也无法被"插入"。然而，患者的描述却如此生动且具体，仿佛确实存在一种生理上的感受。这是为何呢？事实上，思维被夺和思维被插入是精神分裂症患者常见的症状，体现了患者在思维控制方面出现的严重紊乱。这些体验并非源于现实，而是大脑功能异常所导致的结果。患者会感到自己的思维受到外力支配，甚至认为有外部力量将不属于自己的想法强行植入脑海。这种难以言喻的体验不仅令他们极度困惑，还带来了深刻的痛苦与无助感。

（2）物理影响妄想。思维被夺和思维被插入的症状通常伴随着妄想，尤其是物理影响妄想和附体妄想。患者可能会坚信自己的思维被某种高科技设备或超自然力量控制，甚至认为自己的身体也被这些力量所操纵。这些妄想进一步加剧了患者的情绪困扰，导致他们回避社交互动，甚至完全孤立自己。

这种思维逐渐"被动化"的体验，极易对患者的自知力产生负面影响。以这位患者为例，起初，她对脑海中突然涌现的念头持怀疑态度，因为这些念头与她的日常行为逻辑和知识水平明显不相符，她能够清晰地意识到其中的异常。然而，随着这种思维被"操控"的体验反复出现，频率不断增加，她的内心逐渐动摇，从最初的不信到将信将疑，最终完全接受了脑海中的这些"指示"。至此，她的自知力和判断力逐步衰退，行为也显得怪异了。

我们希望你明白

（1）**重视思维属性障碍的病理学意义**。思维被夺和思维被插入是思维属性障碍，通常会与其他妄想症状伴随发生，对精神分裂症的诊断具有重要意义。具有这种症状的患者对自己的思维活动失去了一定的自主性，往往会引起明显的困扰或痛苦体验，随着思维紊乱的进一步加剧，患者可能逐渐丧失自我现实检验能力，特别是当患者出现相应的情绪和行为改变时，周围人多数能察觉出异常，临床诊断并不困难。

（2）**注意治疗时机。**一旦诊断确立，应该抓住最佳治疗时机尽早开始系统规范的抗精神病药物治疗，多数患者可以获得较好的"疗效"。如果是反复发作的患者或难治性患者，坚持长期治疗、必要的药物联合治疗是非常重要的。结合健康宣教与心理治疗、康复训练，有助于恢复患者的自知力，最大限度地促进患者恢复社会功能、提高生活质量。

病理性象征思维

自古以来，文人墨客都擅长用象征手法来直抒心意，表达内心情感或某种哲学思想。"红豆生南国，春来发几枝"中的红豆被用作表达相思之情，寄托诗人对远方亲人的深深眷恋；又比如"粉骨碎身浑不怕，要留清白在人间"中，诗人借石灰之煅炼，象征了自己坚守清白的决心。然而，在精神科中也有一组症状被称为"象征性思维"，患者感觉自己的表达好像是心有灵犀一点通，但内容往往让人感到突兀、无法理解。仔细询问，往往能发现患者存在病理性解释，逻辑不通。那么，如何鉴别病理性象征思维与正常的艺术表达呢？

故事概要

在住院部见到过这样一位男性患者，常常一个人在走廊里反复踱步，有时自言自语，或做一些怪异动作，不愿理会他人。听家属反馈，他从小喜欢研究一些哲学、宗教书籍，跟家人聊天的内容颇为深奥、晦涩。到了大学期间，便常常将自己一个人关在寝室看书，不愿与他人接触。后来逐渐出现了怪异的言行，比如出门光着脚、将衣服内外反过来穿等，家属感到异常，将其送来医院住院治疗。

经过一段时间的治疗后，患者变得不那么孤僻，能跟医生做一些简单交流。但在病房中时常还有一些奇怪的行为，比如朝向西边的窗户跪拜、倒退着走路等。为了了解他这些奇怪行为背后的原因，主治医生带着几位实习医生一起跟他进行了详细的交流。

医生："最近在病房里看到你会做一些特别的动作，这些动作是有什么特殊含义吗？"

患者："没有，我的行为都很正常。"

医生："我们看到你时常往西边的窗户跪拜，这是什么意思呀？"

患者："因为西边代表西方极乐世界，我往西边跪拜是在表达我的虔诚，你们怎么会不理解呢？"

医生："哦，那你是听到佛祖的声音或者看到佛祖了吗？"

患者："这个倒没有，心诚则灵。"

医生："那么你在走廊上倒着走路又是什么原因呢？这样走不是很危险吗？"

患者："倒着走就是代表'道法自然'的意思，你们平时走正路习惯了，忘记了遵循自然的规律。"

医生："怎么体现'道法自然'呢？"

患者："想怎么走就怎么走，不就自然了吗。"

医生："那你以前在学校把衣服反着穿也是有什么特殊意义吗？"

患者："这是代表我是一个表里如一的人，活得坦荡，我要展现给别人看。"

医生："你的想法好像跟大多数人不太一样？"

患者："我的大脑没问题，你们不理解我，偏说我生病了。"

在场的几个年轻医生乍一听他的回答，觉得好像有点道理，急忙问我他的这些想法是不是只能算是脑洞大开，而不是生了精神科疾病？为了帮助他们理解，我举了几个例子。

主治医生："情人节或者5月20日那天，如果有人送玫瑰，你们觉得代表什么？"

实习医生们（异口同声）："当然是代表爱情呀。"

主治医生："那么在广场上放飞鸽子会联想到什么？"

实习医生们（思考）："和平和自由。"

主治医生："可以看出来，我讲的这两个象征性意义，你们一下就理解了，它们都具有一定逻辑联系或者是约定俗成的观念，一般人很容易理解和共情。"

主治医生："那患者总是反穿衣服，他说代表着'表里合一、心地坦白'，你们能理解吗？"

几位实习医生异口同声表示他们无法理解这个"脑回路"。

核心症状表现

病理性象征思维。文艺作品中的象征性表达，往往能引起读者的共鸣，产生优美的意境。一些约定俗成的象征意义大家也能理解。这位患者说倒着走就是代表"道法自然"，是以具体词句或动作去代表只有自己才能理解的抽象概念。这种象征手法既无法得到公认，也很难让人理解，临床上我们称为病理性象征思维，属于思维形式障碍的一种，这种症状常常出现在精神分裂症患者中。

我们希望你明白

（1）**理解思维的发展**。从发展心理学看，人类的思维是从直觉的形象思维，逐步发展到抽象的逻辑思维。这个发展过程通过大脑结构和功能的日益完善，以及不断学习和社会实践完成。一些艺术作品中的隐喻、象征主义都是作者抽象思维的高级表现形式。但在精神科中的"象征性思维"往往缺乏抽象思维中必备的逻辑联系，使得患者的词句、行为往往与外界场景格格不入，影响人际交流和社会功能。具有"病理性象征思维"的患者，尽管他人不明白其所使用的象征，但本人却认为该概念所代表的含义，所表达的思想是人尽皆知的，就像在十字路口遇见红灯应该停车一样。

（2）**识别病理性思维**。在现实生活中，当我们发现家人或朋友出现了一些奇怪的用词、行为，应该尽可能去询问他们这些想法、动作的内在原因和逻辑推理过程。这样有利于早期识别"病理性象征思维"这一类思维障碍症状，以便及时就医、明确病因。

临床上对于思维障碍的治疗，目前主要以抗精神病药物为主，在患者对疾病的自知力逐渐恢复后，也可以联合认知行为治疗的方法，对患者进行认知偏差矫正，恢复正常的思维模式。

05 思维内容障碍

强迫思维

强迫思维是指在患者的大脑中反复出现的某些想法、冲动或画面，这些内容通常是不合理、不必要的，甚至与患者的意愿相悖。患者明知这些想法是荒谬的，但无法控制其出现，从而导致强烈的焦虑和痛苦。强迫思维是强迫障碍的核心症状，在具有强迫人格特质的人群或强迫型人格障碍患者中也可出现。下面我们通过一个案例来了解强迫思维是怎么回事。

故事概要

小林是一名25岁的程序员，从小他就是一个认真严谨的孩子，不允许自己犯错，作业和考卷都会反复认真检查。参加工作后，也是认真负责，但最近他遇到了一个棘手的问题，感到压力很大。他总是担心自己出错，反复检查的次数越来越多，以至于难以推进工作。渐渐地，让他感到担心、不安的事情越来越多：门有没有锁好？煤气有没有关？白天有没有说错话？衣服有没有穿整齐？手有没有洗干净？他要花越来越多的时间检查、确认生活中的方方面面，确保没有出错。而且检查一次、两次都不够，检查完后，他又会担心：刚刚检查得对不对？有没有漏了什么？还要再检查。长此以往，不仅严重影响工作，还让他感到极度疲惫。因此，他终于下决心走进了医生的诊室。

小林："我觉得自己可能有一些问题。我每天花很多时间在一些没有必要的事情上，比如反复检查煤气、门窗、自己的仪容仪表，也花很多时间洗手，我家里人都觉得我太夸张。"

医生："你每天花多少时间来反复地检查和反复地洗手呢？"

小林："很多时间，林林总总加起来可能要三四个小时。我有时候洗澡都要洗一两个小时。"

医生："如果只检查一遍，或者只洗一遍，会怎么样呢？"

小林："我知道一遍就够了，我家里人也和我说只检查一次，洗手只洗一次。但是我总是很担心，如果检查的时候漏掉了一些重要的细节呢？如果没有洗干净呢？比如说我早上出门关上了窗，到了办公室我会非常不安，我不确定刚刚检查了没有，或者说我会不会记错了，其实没有关好。我会一直想这件事情，导致我没有办法工作。"

医生："你会怎么应对？"

小林："我会趁午休的时候跑回去再检查、确认。实际上一上午我什么都干不了，我内心很焦躁不安，没有办法集中注意力，一直在想这个窗户的事情。"

核心症状表现

（1）**强迫症状**。小林的症状是典型的强迫症状，包括强迫思维和强迫行为。强迫性思维是一种反复出现的、令人不快的念头或冲动，患者明知这些想法不合理，却无法控制其出现。这种思维模式通常伴随着强烈的焦虑和不安，患者会通过重复某些行为（如洗手、检查）来缓解这种焦虑，这就是强迫行为。

强迫思维的主要特点：① 重复性，强迫思维会反复出现，患者无法通过简单的努力将其驱散；② 闯入性，这些想法通常是"闯入性"的，即它们会突然出现，不受患者控制；③ 不合理性，强迫思维的内容往往是荒谬的、不符合现实逻辑的，例如担心自己会伤害亲人，尽管患者知道自己不可能做出这样的行为；④ 伴随焦虑，强迫思维通常会引发强烈的焦虑和不安，患者会通过强迫行为来缓解这种焦虑；⑤ 难以摆脱，患者明知这些想法是不必要的，但仍然无法摆脱其困扰。

常见强迫思维类型：① 污染强迫思维，担心自己或他人被污染，会反复洗手或清洁环境；② 怀疑强迫思维，总是怀疑自己做错了某件事，会反复检查，如门窗是否关好，工作、学习内容是否出错等；③ 对称强迫思维，要求事物必须对称、整齐，否则会感到极度不安；④ 冲动强迫思维，担心自己会做出某些冲动行为，例如担心伤害他人或做出不道德的事情；⑤强迫性回忆，脑海中不断重复某个场景或对话，无法摆脱；⑥宗教或道德强迫思维，过度思考宗教或道德问题，担心自己犯了不可饶恕的错误。

小林的症状包括强迫怀疑，他采用强迫行为来缓解自己的焦虑感，但强迫行为无法从根本上缓解强迫思维带来的焦虑感，反而强化了强迫思维。

（2）**强迫思维的成因**。包括生物学因素、心理因素和环境因素。强迫症状有一定的家族遗传性，有不少存在强迫症状的患者，其一级亲属存在一定的强迫特质，比如追求完美、不能接受犯错等。而完美主义倾向、焦虑和不安全感、强迫性人格特征是强迫症状的危险因素。长期处于高压力环境或经历重大生活事件、家庭环境过于严格、苛求完美的家庭教育方式可能增加强迫症状的风险。

我们希望你明白

（1）**心理治疗**。心理治疗是应对强迫性思维的主要方法之一，尤其是认知行为疗法（CBT）。

认知重构：通过与心理医生的对话，患者可以学会识别和挑战那些不合理的强迫性思维。例如，小林可以逐渐认识到，自己并不需要反复洗手来保持干净。

暴露与反应预防（exposure and response prevention，ERP）：

这是一种针对强迫行为的心理治疗方法。患者在医生的指导下，逐渐面对自己的恐惧（如接触"脏东西"），但不允许自己进行强迫行为（如洗手）。通过这种方式，患者可以逐渐减少对强迫行为的依赖。

（2）**药物治疗**。对于症状较为严重的患者，需药物治疗作为辅助手段。常用的药物包括选择性5-羟色胺再摄取抑制剂（selective serotonin reuptake inhibitors，SSRIs），如舍曲林、氟伏沙明、氟西汀、帕罗西汀等。这些药物可以通过调节大脑中的5-羟色胺水平，减轻强迫症状。

（3）**自我调节技巧**。

放松训练：通过深呼吸、渐进性肌肉松弛等方法，缓解焦虑情绪。

注意力转移：当强迫性思维出现时，尝试将注意力转移到其他活动上，如听音乐、运动或阅读。

正念冥想：通过冥想练习，学会观察自己的思维而不被其左右，从而减少强迫性思维的干扰。

被害妄想

网络上有个梗，叫"总有刁民想害朕"。在古代，皇帝有着无限的权力，时常都会有人觊觎皇位，所以他常常疑心重，对臣民很提防。但是这种"时常"变成"总是"（朕是孤家寡人，周围没一个好人，他们都是要来抢我皇位的），性质就变了，变得有些不符合事实了。当今社会中，我们时而会说"总有刁民想害朕"，但实际上我们也知道自己平头老百姓一个，没啥可以被别人惦记的，只是一句玩笑话而已。但在精神科，我们常常见到一些患者不顾事实地坚信有人加害。不信，你看看下面小 A 的故事。

故事概要

小 A，是一个略显清瘦的21岁小姑娘，在一家社区医院当护士。她平素性格内向，不擅长与人打交道。其他护士聊天时，她也不知道怎么插上话，常常在一边干站着，久而久之，别的护士聊天时她索性就离得远远的，默默地干活。所以，她在医院里也没有朋友，其实，她在平常生活中也没什么朋友。平日里，除了上班，就是宅在家。

本来，小A的爸爸妈妈早就习惯了她这种内向的性格，对她宅在家里也没在意。只是最近小A待在自己房间的时间更长了，还把自己的门和窗都锁得紧紧的。过了几天，小A称"自己不舒服"，然后请了病假不去上班了，接着继续待在自己房间里，仍然关门闭窗，甚至大白天也把窗帘拉上，她妈妈让她去洗澡，她也不去洗。她妈妈询问她"怎么不舒服"，她很紧张地告诉妈妈"说话小声点，很危险"。有一天，她妈妈帮她收拾床铺时发现她枕头下有把刀。

这时候小A的爸爸妈妈意识到她"脑子有点不对劲了"，所以带她来了心理科门诊咨询，于是医生与小A发生了如下对话。

医生："你好，你妈妈说这几天你让她说话小声点，有什么原因吗？"

小A："声音太大了，楼上的人会听见。"

医生："听见了会怎么样呢？"

小A："楼上的人知道后，会告诉他们背后的人。"

医生："那很可怕呀，背后是什么人呀？"

小A："我也不太清楚，可能会是医院里的人。"

医生："那你猜想会是谁呢？"

小A："我觉得可能是护士长。"

医生："哦，护士长知道了会怎么样呢？"

小A："我得罪了护士长，她最近找了一群人要来害我。楼上的人就是护士长找来的。"

医生："怪不得你在家这么紧张，你知道他们准备怎么害你吗？"

小A："他们会用高科技手段拍我的裸照，然后发布到网上去。"

医生："你不去洗澡，跟这个有关吗？"

小A："是的，我很害怕。我还害怕他们会晚上等我睡着了，偷偷到我房间来伤害我。"

医生："所以，你在枕头下放了一把刀。"

小A："是的，医生。"

这次交流后，医生让小A爸爸陪她出去做检查，然后让小A妈妈单独留在诊室和医生进一步交流。小A到底怎么了？

核心症状表现

（1）**被害妄想**。被害妄想指患者坚信别人在迫害他（和/或他的家人），虽然有确凿又明显的事实证据与之相悖，但患者仍坚信。小A坚信"护士长联合了一群人要伤害她"，而实际上护士长对她并无恶意。她的这种情况属于有"被害妄想"。

（2）**泛化荒谬的妄想体验**。别人可以是一个人或一群人，可以是陌生人、熟人、亲友甚至家人，也可以是教会、帮会或黑社会等组织。迫害的方式可以多种多样，如在背后议论、诽谤、造谣、中伤，偷窃财产，在食物中放毒，用高科技手段损害他的身体，或试图逮捕、暗杀他。

（3）**妄想支配下的异常行为**。患者可能采取一系列自我保护措施或报复行为，如反复上诉、报警或随身带刀"防范"。有时，患者感觉对手过于强大，在抵抗无效时会出现自杀行为。

我们希望你明白

被害妄想让人感觉到自己处于威胁或攻击之下，可能会让他们感到极度焦虑、恐惧，甚至采取对抗或逃避行为。帮助这种家人时，最重要的是提供支持，同时避免让他们感到被批评或被误解。以下是一些具体的建议。

（1）**保持冷静和耐心**。理解被害妄想是一种精神症状，患者并非故意表达不合理的想法，而是他们存在思维障碍。理解这一点，可以有助于你避免对抗性反应。如避免争论，即使知道他们的想法是错的，也不要直接与他们争论对错。

（2）**提供情感支持**。倾听而非质疑，虽然妄想可能不符合现实，但对患者而言，这些感受是真实的。倾听他们的担忧，而不是简单地否定或批评。通过表达关心和理解，帮助他们感到自己并不孤单。

家属应避免表现出焦虑或害怕，如果表现出过度的焦虑或恐惧，可能会加剧患者的担忧。应尽量保持镇定，给他们提供安全感。

（3）**寻求专业帮助**。如果妄想持续存在或变得更加严重，可以考虑求助精神/心理科医生。鼓励及时就医治疗，由于妄想，患者可能存在抵触心理，可能需要耐心和巧妙地劝导他们寻求帮助，尽量避免强迫，并且尽量让他们理解治疗的好处。医生可以帮助确诊是否有潜在的精神健康问题，并提供专业治疗。

总之，对待有被害妄想的家人时，最重要的是展现理解、耐心和支持，避免直接否定他们的感受。同时，帮助他们寻求专业帮助并采取适当的治疗措施，保障他们的安全与心理健康。

异常夸大

　　神经梅毒、麻痹性痴呆的病例，常因行为紊乱、夸大及认知症状到精神科就诊，以男性居多，而女性梅毒病例则较少见。但是，有这样一位在某神经外科住院的女性患者令会诊医生对她印象深刻。因为兴奋、烦躁而无法接受进一步检查，故请精神科会诊。她在会诊时允诺要给医生巨额的会诊费，言语有明显的夸大成分。

故事概要

　　患者，女性，54岁，从事财务工作。她平时思路清晰，但某天突然开车不认识路，记忆力下降，并有反复言语、话多、失眠等表现。一个月后她吵闹加剧，去医院查发现可能有脑胶质瘤。随后，她就到某神经外科住院，本想完成检查后手术，但入院后出现话多，反复吵闹，甚至彻夜不眠的情况，服用奥氮平后仍未改善。

患者当时由多人陪伴，躺在病床上，人看上去较为消瘦。会诊时可以简单交流，注意力不集中，兴奋话多，双手动作明显增多，家人反复劝慰也无济于事。

会诊医生问："你在什么地方？"

她答非所问，称："病床边的抽屉里有5 000万……，让某某领导出面……"颇有些狂妄，还称要给会诊医生6部手机。

其言语内容较为凌乱，无法有效交流，且有明显的夸大，内容荒谬，认知功能无法检查。虽然患者的表现有明显的夸大，但由于无明确的冶游史，仅依据患者年龄、工作性质，一时并未怀疑神经梅毒。因涉及隐私，会诊过程中有多人在旁，医生也不方便直接询问。

首先考虑控制兴奋，使其能配合检查术前定位，故用药对症处理，缓解兴奋、激越症状，调整药物数天后，患者兴奋有明显改善，完成相关检查。医生说不需要手术，转传染科治疗。

转院后初期患者仍有烦躁、情绪不稳、哭闹等行为，晚间更为明显，睡眠时间短。第二次会诊，了解到患者的血清及脑脊液梅毒抗体检测均为阳性，诊断为神经梅毒，并让患者接受驱梅治疗。那时患者卧床，显消瘦，但接触比较主动，也记得在前一家医院遇到过会诊医生。她话仍较多，难以打断，仍有明显的夸大。

核心症状表现

（1）**夸大妄想**。患者话多，难以打断，存在精神运动性兴奋。同时存在明显夸大，达到妄想程度，她称"家里有很多钱，丈夫能挣几千亿"。情绪欣快并明显波动，想到家中老人的事情哭泣，但情感体验肤浅，缺乏感染力。注意力欠集中，认知功能检查欠合作。经过驱梅治疗和数次门诊药物调整，患者情况稳定，基本恢复。

（2）**神经精神症状**。神经梅毒如麻痹性痴呆常表现出认知症状和精神行为异常，这是由梅毒螺旋体侵犯大脑引起的一种神经梅毒的晚期表现，以神经麻痹、进行性神经认知障碍及人格改变为特点。就精神行为症状来看，早期以神经衰弱综合征最多见；进展期以日趋严重的认识功能受损及人格改变为主，常表现为注意、记忆、计算及执行功能衰退，或夸大、不守信用、不负责任，行为轻浮、放荡不羁，自私、吝啬、挥霍、偷窃等其他悖德行为；晚期神经认知障碍日渐加重，情感淡漠、意向倒错、脱抑制及本能活动亢进。

我们希望你明白

（1）**重视识别**。夸大、情感脆弱提示神经梅毒。近年来，梅毒感染的病例并不罕见，除神经科症状和体征以外，表现为夸大、情绪不稳等精神症状或认知障碍的患者也不少见。除询问相关冶游史之外，对疑似案例应及时进行梅毒血清学筛查，目前这项筛查已经作为认知障碍鉴别诊断中的常规检查了。

（2）**重视预防**。梅毒脑病经过驱梅治疗，精神行为症状可以有明显改善，但中晚期病例往往疗效较差，认知受损、功能损害严重。故应洁身自好，加强早期预防和治疗。

病理性嫉妒

精神分裂症作为精神科最常见的精神疾病类型，思维症状丰富，根据其典型症状一般并不难诊断。当然，有些病例，表浅的交流难以使之暴露症状。尤其像本病例涉及家庭"矛盾"和"隐私"，该患者性格又内向，虽症状丰富，却很少表现出来，家人也未特别重视，所以一直未能系统治疗。最后在嫉妒妄想、被害妄想的支配下，和妻子发生争吵，觉得妻子的话刺痛了他的底线，情绪失控后导致严重后果。

故事概要

男性，45岁，汉族，大专文化，已婚，无业。2009年4月夫妻关系开始不好，称妻子去做人工流产，旁边却有一个陌生男子，顿时心中生疑。某次妻子过生日让他先回家，她却玩到半夜才回，他更加怀疑她有事儿，其后两人关系不佳，经常为此争吵，2013年就分房睡。患者怀疑女方有外遇，但苦于没有证据，夫妻俩因此经常吵架，导致感情破裂，他提出离婚而女方又不同意。患者还称家里的路由器被人窃听了，他打电话、发短信，妻子都掌握，有时他为避免窃听，借用他人手机。还认为家里有外人来过的迹象，比如茶杯被动过。

后来某天，夫妻间又发生激烈争吵，患者一怒之下故意伤害妻子，导致严重后果。他曾接受医学检查，被判断为适应障碍，但显然当时医生未能深入了解他的思维内容。后来接触到这位男士，部分精神检查内容摘录如下。

医生："你平时和同事间关系如何？"

答："我与同事相处不好，所以频繁换工作，觉得同事针对我，他们故意接近我，套话，又去报告老板，说我泄露财务秘密，老板对我的态度也越来越差。"

医生："你说的路由器是怎么回事？"

答："2014年我家装了个宽带，老婆的一个朋友装的路由器，他装了窃听。现在我想通了是被窃听了，隐私都传到微信上，所以其他人知道我家里的情况，在外面议论纷纷。"

医生："你们夫妻的关系到底怎么回事？"

答："一是她外面有相好的，二是看我没工作，我身体又不好，她受人教唆，我不行了，所有的一切都是她的了。她自2012年开始与多名男子有染，她很离谱，打我儿子，说我没用，还不如乡下的堂弟；……我去乡下时，他堂弟很惭愧的表情，我就觉得他们有事儿。那天她带我去医院，买了两个西瓜，两个白瓜，意思是两个'死瓜',两个'白瓜',说明我和我爸要死的,我儿子和我妈是白搭,什么都没有了。关键是,晚上送我儿子去老丈人家,他侧着身让我看见一个西瓜,这是一种暗示。"

核心症状表现

(1)**思维内容障碍**。患者存在被窃听、隐私被泄露感及大量被害妄想、关系妄想和嫉妒妄想等思维内容障碍。回顾病史,他在2014年已感觉被窃听,觉得在家里说话的内容会为别人所知,甚至涉及夫妻关系的隐私都被泄露,自己能通过他人的言谈及表情观察出来。嫉妒妄想,内容荒谬、对象泛化。患者将嫉妒妄想的思维内容与被窃听和迫害联系起来,认为对方意图破坏其家庭,甚至谋财害命。

(2)**思维联想障碍**。患者存在思维联想障碍,病理性象征性思维,存在逻辑推理障碍。如西瓜就是暗指"死瓜",两个"死瓜"就是指他和他爸爸都是要死的,白瓜就是"白搭"的意思,令人难以理解。

(3)**言语性幻听**。患者还听到对其的侮辱性言论,存在幻听,听到外面有人对他的家事,尤其是夫妻感情议论纷纷,幻听的内容也进一步印证了他被窃听、隐私被泄露等妄想体验,症状持续恶化,内容逐渐丰富,患者的坚信程度加强。这个案例充分体现了多种精神症状以综合征形式展现的模式,所以病理性意义更强。

我们希望你明白

（1）**注意家庭矛盾的潜台词**。其实类似的案例也并不罕见，需要仔细判断是一般家庭矛盾还是背后有深层次的原因。正如这个案例，其背后存在根深蒂固的妄想体验，这才是导致家庭矛盾、最后酿成惨祸的主因。而且随着时间延续，他的异常体验愈发强烈，对象泛化，内容也更加丰富，由嫉妒妄想逐渐引发被窃听、隐私被泄露，甚至被害妄想，最终行为失控。

（2）**注重风险评估和防范**。必须重视威胁言语，避免正面冲突和矛盾激化，特别是嫉妒妄想引发的矛盾主要局限在家庭内部，一般不为外人所知，风险防范就更为困难。

（3）**强调及时诊治**。往往在起病初期症状还不那么稳固。这位患者如果在症状出现之初及时就诊，早期干预，经过系统治疗，相信症状能有所减轻或痊愈，很大概率上应该能避免后来伤害他人的行为。

因爱生恨

如果你面前有位老人，向你控诉道：她被通信基站辐射搞得身体虚弱、长期失眠甚至患病，反复在外院就诊检查；她因此情绪低落、兴趣减退、记性变差，多次与街道及移动公司争吵；有时她却精力充沛、睡得少还不困，一年前有过连续两周以上几乎不合眼，你会觉得她思维方面出问题了吗？如果还难以判断，那当她说出前男友是"保密局"退休的，现在是"腾讯副主编"时，这就明显不对劲了吧！这不，她去就诊后却要求医院出具无病证明并销毁病史，担心被人利用，为此反复投诉，医院也很为难。

故事概要

这次是李医生接这家医院的疑难会诊邀请，患方自述受到移动基站辐射，导致自己躯体不适及长期失眠，同时情绪低落、兴趣减退、记性变差。为辐射一事，她多次与街道及移动公司争吵，情绪也变得易怒。另自称曾有精力充沛，睡眠要求较少等异常。就诊后否认自己患有精神疾病，信访、投诉医院，并坚称遭人迫害要求销毁病史。

据病史记录，患者是64岁退休女性。于2019年6月初诊，自述2017年起因受家附近移动基站辐射而出现头晕、胸闷、身体虚弱等躯体不适症状及长期失眠，同时伴有情绪低落、兴趣减退、自感记性变差等表现；易怒，多次与街道及移动公司争吵；疑病、反复在外院就诊检查。另外自称曾有精力充沛、睡眠要求较少等异常，一年前有过连续两周以上几乎不合眼，且白天仍能在全市多个部门上访不感到疲倦。当时其丈夫陪诊，也认可患者所述。患者既往无精神病史，能正常料理家务，带孙子，参加社区活动。故当时门诊诊断为"双相情感障碍，目前为轻度抑郁发作"。

她患高血压，但基本平稳，没有其他严重躯体疾病。初中文化，曾为知青，平时性格较固执、强势。2019年12月某天，患者再次来院（未挂号），称她的初恋刚从"保密局"退休，现为"腾讯副主编"，在她家门口装基站，给她发送暗示性的短信，她为此已多次搬家、报警，警察也帮不上忙，他们要有证据才能立案。

自那时起，患者多次投诉医院。她否认自己患精神病，要求复查，还让医院书面证明她"无精神疾病"，并要求医院删除就诊信息。

沟通中发现她和丈夫都坚信有人与移动公司、公安、医院等单位联合起来一起迫害他们夫妻俩。因担心辐射伤害，他们在网上购买了辐射测量仪，平时随身携带。他们还觉得小区摄像头也是辐射来源，让自己体质变差，导致老太太罹患乳腺肿瘤，故将摄像头砸坏。

看到这里，问题似乎不在有病和没病这个争议，而可能在于具体诊断层面。

因纠纷难平，故安排这次疑难会诊，虽电话邀请老夫妻的儿子参加，或者只是提供些信息，但遭其拒绝。见到他们夫妻俩，寒暄几句。起初他们很抵触，对医生的身份心存疑虑，后来解释与其诉求相关，就比较配合了。老太太较为主动，侃侃而谈，隐私也不避讳，讲述事情原委，显得话多、语速快，难以打断，强势不许丈夫插话。

交流过程中她自称年轻时貌美且家庭条件也不错，曾被周某（即所谓初恋）追求，因家人不赞成和下乡等原因未能走到一起。多年之后，对方即使知道她已嫁人生子，可仍念念不忘，多次表白。某次更是送她两件（男式和女式）羊毛衫试探，她要了男式的送给丈夫，无意间伤害了对方。1994年因对方爽约，电话里她说了几句气话后再无往来。

大约在2017年开始，觉得楼对面的手机基站辐射导致她身体不适，和电信公司交涉过程中偶然听到一句"人家有背景的……"，据她说那之后也有其他同学点拨。自此，惊醒梦中人，才联想到周某很早对她由爱生恨，曾到下乡连队调查她、指使他人在单位泼她脏水、挑唆广场舞伴孤立她，甚至周某可以用各种身份给她发送微信，威胁"万箭穿心"，并且通过关系指使电信部门在家对门装基站，用辐射伤害她。

其实各位也都能看出端倪，她的思维问题是比较明显的。

核心症状表现

（1）**思维形式障碍**。我们先看看这位女士的思维异常表现。她思维联想较为松散，逻辑推理过程不严密。

（2）**思维内容障碍**。她有丰富的妄想体验，包括关系妄想、被害妄想和物理影响妄想，其内容荒谬，对象泛化。就本病例来看，首先患者的妄想很难说有自洽的系统，其推理过程漏洞百出。如妄想对象是她的初恋，"保密局"等字眼，调动资源安装基站加害。但回顾患者病程，也存在妄想形成、逐渐强化的过程，现有资料提示肯定的妄想体验为3～4年。

她的部分妄想内容具有回溯性特征，比如她偶然听到一句"人家有背景的"，才联想到周某对她由爱生恨。这很可能是近几年妄想逐渐固化后，对既往事件或体验的妄想性解释，这并不意味着她在连队下乡时就存在妄想。

（3）**继发性情绪障碍**。她就诊初期存在一定程度的抑郁表现，事后看，这主要继发于丰富的思维障碍。这次交流时她情感体验基本适切，无明显兴趣低落和高涨，记忆较好，意志增强，对症状毫无自知力。

她这个年纪，出现比较丰富的思维症状，其实还需考虑有无其他器质性病因的可能。

我们希望你明白

（1）**病史了解应更全面**。对起病形式、病情进展速度、临床表现均需要详细了解，不能遗漏有诊断价值的线索，也不能先入为主。尽量多角度了解，医生也要学会去伪存真，认真梳理症状，避免被误导。

（2）**认真梳理症状**。在精神心理科，因情绪问题就诊的比例较高，以抑郁情绪为例，其实是很常见的现象。这位女士起初就诊时也表现出情绪症状很像抑郁障碍的表现，但医生仔细交流才发现她有明显的思维障碍，从纵向病程来看，她的思维异常表现才是疾病的主线，是她情绪异常的背后主因。

（3）**定期评估，系统干预**。家人和非专科医生要注意临床评估，比如通过临床访谈、自评工具或者他评工具进行评估。家属和患者对于思维障碍要积极寻求治疗。

原发性妄想

看过武侠作品的朋友们都知道，常常有这样的桥段，一个练武之人在师傅门下研习多年，功力仍是平庸，但某天在高人指点后"顿悟"，一夜间打通任督二脉后突然大成。想法是会突然涌现的，那错误的想法也会突然涌现。同理，妄想（坚信不疑的错误想法）也会突然涌现，不信，你看看下面小C的故事。

故事概要

小C今年才16岁，本来这个时候他应该在学校上学，要备战中考。不幸的是，他在入院两天前，突然非常坚定地对爸爸说："妈妈要害我。我们两个（即他和母亲）你选一个，不是我死就是她死！"他再也不吃妈妈给的东西，只吃爸爸给的，妈妈做的菜需要妈妈先吃然后才吃，会对妈妈说："菜里放了什么，我不吃。"他还会警惕地盯着妈妈做事，要查妈妈的手机，总问妈妈："你在做什么？"所以，遇到这样的情况，小C爸爸哪里敢耽搁，赶紧送到了医院。

小C发病这么急，但被害的想法却如此之重，医生不由得怀疑，他的被害想法真的是最近才发生的吗？医生追问小C爸爸妈妈，他们说："小C发病前都挺好的，前面还在好好上学呢，跟妈妈关系也挺好。只是大概入院5天前，小C突然显得神情紧张，问他发生了什么事，他说没什么事，就是觉得有事要发生。"

因为从家属那里问不出更多信息，医生只能寄希望于问患者。但小C入院后的一周里都很紊乱，说话前言不搭后语，我们也只得等待。后面，小C终于清醒了一些，于是医生与小C发生了如下的对话。

医生："你好，你是什么时候觉得你妈妈要害你的呢？"

小C："那天早上，我妈妈让我陪她出去逛逛，我走在她外侧，结果路上遇到一个洒水车，这个车给我身上洒了一些水，我突然就意识到，我妈要害我。"

医生："她怎么害你了？"

小C："我替她挡了水，本来是她身上要被洒水的。"

医生："洒了水对你有什么影响呢？"

小C："让我中邪了，是她要让我出去的，她要害我。"

医生："中邪是什么表现？"

小C："我整个人都不好了，我脑子全乱了。"

医生："那真是一件可怕的事。你以前被洒水车洒过水吗？"

小C："可能洒过吧，以前没注意过。"

医生："那天洒到你身上的水跟平常的水有什么不一样吗？"

小C："凉飕飕的，跟平常差不多。"

医生："就是洒过水以后整个人都不好了？"

小C："对对对。"

医生："在这之前，你有没有'妈妈要害你'的想法？"

小C："没有，之前只是觉得有可怕的事情要发生，没想到真的发生了，所以，我一下子就明白了，就是我妈要害我。"

核心症状表现

（1）**原发性妄想**。小C到底怎么了？他坚信"我妈要害我"，而实际上他妈妈特别疼爱他，对他并无恶意。他的这种情况属于"被害妄想"。值得注意的是，他的妄想突然出现，并很快达到坚信程度，且妄想的内容不能用既往经历、当前处境及其他心理活动等加以解释，属于"原发性妄想"。

在医学定义中，原发性妄想是一种突发的、无明显诱因的妄想，通常被认为是精神分裂症等精神病性障碍的特征性表现。它具有以下特点：① 突发性。患者突然坚信某种妄想内容，而在此之前并无明显的心理或情绪变化。② 内容离奇。原发性妄想的内容往往与现实脱节，难以用逻辑解释。例如，患者可能坚信自己被外星人控制，或者认为自己的思想被某种神秘力量窃取。③ 不可动摇。即使面对充分的反证，患者仍然坚信自己的妄想内容，难以被说服。

（2）**可能的发病机制**。这时候大家会有一个困惑：为什么有人会突然坚信一个错误的观点？目前医学界对此还没有定论，有两种比较流行的假说。一种假说认为大脑出现病变后，对现实的解读出了问题，然后错误地"突然发现"了某个结论。很多错误结论（妄想）都伴随着强烈的情绪，比如焦虑、恐惧、狂喜或愤怒。当一个人有很强的情绪（比如焦虑）时，大脑会更加倾向于寻找"解释"来合理化这种情绪，于是妄想就会变得越来越"合理"。而后，大脑会主动寻找支持它的证据，形成一个封闭的思维体系，让妄想变得"牢不可破"。

另一种假说认为在精神疾病（如精神分裂症）的早期阶段，患者可能会经历一些奇怪的感觉（如熟悉的事物突然让人不安，觉得有可怕的事情要发生）。它让患者感到极度焦虑和困惑。他们无法理解正在发生的事情，于是，大脑迫切地想找到一个解释。在这种困惑、焦虑和紧张的状态下，患者可能会突然"明白"了一件事情。突然之间，所有让他不安的细节都能用这个新的信念（妄想）来解释，同时这个妄想还给患者带来了情绪上的缓解。这就像是大脑找到了一条"逃生通道"，用一个错误但坚定的信念，把世界重新变得可预测。患者宁愿相信有些恐怖的妄想（如"有人在害我"），也不愿意承认自己无法理解现实，因为后者带来的焦虑更让他难以承受。患者还会开始注意所有支持这个想法的"证据"，从而发现妄想能"解释一切"。患者的大脑也会重新"筛选"过去的记忆，让它们符合妄想的逻辑。这更加让妄想变得"坚不可摧"。

我们希望你明白

（1）**注意症状识别和鉴别**。妄想是最常见的思维内容障碍，具有明确的精神病理学意义，也就是说如果出现肯定的妄想，尤其是原发性妄想提示严重精神障碍的可能。类似小C这样的表现，起病急、其思维内容离奇，提示急性而短暂的精神病性障碍。应尽早确立诊断，需要详细追问病史，明确起病时间，同时也需要排除精神活性物质使用、脑炎等其他疾病可能性。

（2）**重视早期干预**。一般来说急性起病的原发性妄想药物疗效好，经过治疗症状迅速缓解，患者觉得像梦醒一般，脑子里那些稀奇古怪的想法都戏剧性地消失了，他们自己都觉得难以置信。当然，如果症状迁延，就需要进一步系统治疗了。

继发性妄想

妄想是一种常见的思维障碍，表现为患者坚信一些不符合现实的观念，即使面对充分的反证，也难以动摇。而继发性妄想则是一种特殊的妄想形式，它并非凭空产生，而是基于其他精神障碍或病理心理基础而形成的。它与原发性妄想最大的区别在于，继发妄想通常可以找到明确的诱因或基础疾病，其内容往往是对原发障碍的解释或延伸。例如，抑郁症患者可能会因情绪低落而产生自罪妄想或疑病妄想，而躁狂发作的患者可能会出现夸大妄想。

故事概要

小李是一位30岁的公司职员，长期处于高强度的工作压力下。近半年来，他逐渐感到疲劳难以恢复，头昏脑涨，胸闷心慌。整个人闷闷不乐、高兴不起来，原先喜欢的一些活动都觉得没有意思，不愿出门、不愿说话。时常失眠，白天总觉得浑浑噩噩，注意力难以集中，反应也变慢了。尽管花越来越多的时间工作，但他仍旧觉得自己工作能力不行，效率低下，不能胜任岗位内容，给公司拖了后腿。他对自己的将来感到非常悲观，觉得自己就是个累赘，工作能力不行，这个年纪了也没有成家，对不起父母。现在身体也垮了，去医院检查也查不出毛病，医生总说再观察观察，但观察来观察去，症状也没有好转的迹象，他怀疑自己得了什么不治之症，医生可能拿自己没有办法了。于是越发悲观，觉得自己简直就不应该存在，如果没有他，父母就没有什么需要操心的，可以享受幸福的晚年；如果没有他，公司就可以招聘其他更优秀的员工来创造价值。最近，小李甚至觉得有人在咒骂他，说他不行，叫他去死。父母觉得他状态实在不对，便带他来到诊室。

医生："你现在的状态与半年前相比有什么变化吗？"

小李："半年前就觉得压力挺大的，但是还能顶得住。现在是彻底不行了。"

医生："怎么个不行？"

小李："我可能是得了什么病，总是浑浑噩噩、头昏脑涨的。反应变得很慢，精力也很差，我觉得工作可能保不住了，我没有办法完成……我很失败！"

医生："怎么会这么想？"

小李："确实是失败。我上学的时候成绩就一般，工作也是运气好找到的。也没什么特别出色的地方，30岁了，没有家庭，没有工作，人生看不到希望，我觉得我罪孽深重……"

医生："你有什么罪？"

小李："我的存在就是原罪。如果没有我，这个世界可能会更好一点吧……我爸妈可以享受退休生活，公司也能招到更好的员工。他们说得对，我应该去死的。"

医生："是谁这么说？"

小李："我不知道，我感觉有人叫我去死，他骂我、历数我的罪状，我觉得他说得对。"

核心症状表现

（1）自罪妄想。小李的症状属于继发于抑郁症的自罪妄想，认为自己有罪，对不起家人，对不起公司，他的妄想内容与抑郁情绪密切相关，是其情绪障碍的一种外在表现。原发性妄想和继发性妄想是妄想的两种基本类型，它们在临床表现和形成机制上有显著的区别。

（2）继发性妄想。继发性妄想是在其他精神障碍或病理心理基础上形成的妄想。它具有以下特点：① 有明确诱因，继发妄想通常可以找到明确的诱因或基础疾病。例如，抑郁症患者可能因情绪低落而产生自罪妄想，而躁狂发作的患者则有可能产生夸大妄想，觉得自己地位非凡或能力超群。② 内容与基础疾病相关，继发妄想的内容往往与基础疾病密切相关，是对基础疾病的解释或延伸。例如，小李的罪恶妄想和疑病妄想是其抑郁情绪的一种外在表现。

213

③ 相对可变，与原发性妄想相比，继发性妄想的内容可能随着基础疾病的改善而减轻或消失。例如，当小李的抑郁情绪得到缓解后，他的妄想症状也可能会逐渐减轻，并不会转变为精神分裂症。

我们希望你明白

（1）**注意识别和鉴别。**首先，妄想有明确的精神病理学意义，也就是说如果出现肯定的妄想，那多半就是患某种精神疾病了，需要仔细鉴别。如果判断属于原发性妄想，就提示急性短暂性精神障碍、精神分裂症等重性精神疾病，尽管原发性妄想产生的机制不明，还是应引起高度重视。

（2）**重视原发性疾病的干预。**继发性妄想一般在原发疾病的基础上出现，是原发疾病症状表现的延伸。因此在治疗上，也以治疗原发疾病为主，如果妄想是继发于抑郁障碍，主要是抗抑郁治疗，必要时可以配合抗精神病药物的治疗。需要注意的是，继发性妄想的治疗需要在专业医生的指导下进行，避免自行调整药物或治疗方案。

医生一般会根据患者情况，综合使用药物治疗、心理干预等治疗方法，必要时可以联合物理治疗。同时注重患者的生活质量和社会功能恢复。通过科学、系统的治疗，大多数患者可以获得显著改善。门诊治疗的患者，如果妄想症状持续加重或出现新的精神症状，应及时就医。

思维被洞悉感

相信看过《三体》的朋友都还记得三体人的独有特征：神奇的脱水功能和匪夷所思的"想就是说"。在大刘笔下，三体人思维是透明的，他们无法撒谎；而人类能隐藏思想，由此面壁计划才能实施。精神科常见的一个思维症状被洞悉感，又称内心被揭露感，患者认为自己所思所想已被人知道，感觉自己的思维是完全透明的，这和我们一般意义上说的被猜透小心思完全不同，具有明确的病理意义。

对于我们人类来说，最快、最直接的交流方式是说话。三体人思维透明这个故事可以引出精神科常见的一个思维症状：被洞悉感。在精神科有这样感受的病例很多，比如下面这个例子。

故事概要

今年才16岁的小刘气愤地冲进精神卫生中心的诊室，拼命想摆脱父母，要一个人和医生进行交流。

  小刘："医生，我今天被我父母拉过来，就是想证明一下，我是'三体人'，但我父母偏偏不信，还威胁我要送我去精神病院住院。"

  医生："你为什么说自己是'三体人'？"

  小刘："医生，你看过《三体》吗？"

  医生："我听说过，但没看过，你能帮我讲讲吗？"

  小刘："你知道我现在想什么吗？"

  医生："你没有告诉我，我怎么会知道？"

  小刘："那看来我们不是同类。"

  医生："所以你判断同类的标准是什么？"

  小刘："我的同类就是'三体人'，我们之间不用沟通，他们就知道我想什么。"

  医生："那你岂不是没有任何隐私，你这样不会害怕吗？"

  小刘："我刚开始是害怕的，感觉自己心里想的任何事情别人都知道，我不敢想任何不好的事情，怕别人知道我的这些邪恶的想法，但后来我看了《三体》才发现，原来这是一种能力，是一种高级文明。"

  医生："那你们高级文明就不需要隐私了吗？"

  小刘："我们高级文明是凌驾于你们地球文明之上的，我们根本就没有隐私，所有的想法都是开源的，所以这也是我们的文明的高级之处。你觉着你的老师会把他的全部知识毫无保留地教给你吗？并不会。所以你们永远没办法超越我们的'三体文明'。"

医生："那你有遇到自己的同类吗？"

小刘："有的，我走在大街上，会有很多我的同类，他们都知道我的想法，会对我笑一笑，我就知道了。"

医生："那你也知道他们的想法吗？"

小刘："我现在还没有开窍，我修炼的还不够，等我再过一段时间，就可以看到别人的想法了。"

医生："但据我了解，'三体人'生来就具备那种能力，不用开窍的，所以你有没有可能并不是'三体人'？"

小刘："医生，你从哪里知道的'三体人'？是不是那本小说？你听说过'艺术来源于生活，又高于生活'吗？所以他不可能全部写在小说里。"

后来通过和小刘的父母沟通，发现小刘从一年前就开始不敢出门，他告诉家人说是"路上的人都知道他的想法，甚至路上的人咳嗽一声、扔个垃圾，都是在骂他"。因此整日担惊受怕，不敢去上学，说自己在学校老师和同学面前没有秘密，自己就像没穿衣服一样，甚至同学会在背后议论自己的想法。他说英语老师之所以上课提问自己，是因为看出了自己不喜欢他，所以上课专门为难小刘，让他在同学面前出丑。

但后来因为看了一本小说，小刘的情况就突然好了很多，变得愿意出门，父母原本以为他"想通了"，但后来又发现新的问题。小刘经常在人群密集的地方高喊："我是三体人，三体文明能够拯救世界"之类的话，见人就问别人是不是"三体人"，家属感觉异常，才把他带来门诊。

后来小刘被诊断为"精神分裂症"，经过积极的治疗，小刘逐渐意识到自己之前的那些想法都是臆想出来的，世界上本就没有"三体人"，那些都是科幻小说虚构的，从此开始了新的生活。

核心症状表现

（1）被洞悉感。他当时就是表现出典型的被洞悉感，又称内心被揭露感，认为自己所想的事已被人知道，尤其是一些涉及隐私的想法。虽然患者未必说得出他们的想法是怎样被人探知的，但确信已经人尽皆知，甚至搞得满城风雨。

一般被洞悉感也会伴有言语性幻听，也就是听到有人议论他内心的一些想法。甚至自己想到什么，就听到耳边有人读出来，也称读心征。这些都是精神分裂症患者常见的症状，也是具诊断价值的特征性症状之一。被洞悉感也常伴随被监视、被跟踪体验。

（2）情绪症状。多是继发于原发的被洞悉感，比如隐私被泄露，觉得自己就像一个透明人一样。设想如果隐私被人洞悉，甚至被广为播散，那产生的担心、恐惧心理是很难让人承受的，焦虑回避也很常见，因此焦虑和抑郁体验都是常见的继发症状，给患者带来很大的困扰，也会进一步损害其社会功能。

我们希望你明白

（1）**理解思维的复杂性。** 首先人类的思维是很复杂的，思考方式、人格特点、经验背景等都会影响一个人对事情的看法和决策。此外，有心直口快者，必有口是心非者，这都是生活常态。甚至有些言外之意，只可意会不可言传，这也是人们交往当中精妙所在。

社交场合需要真诚，但也不是什么都可以说，要注意场合、考虑对方的感受，善意的谎言有时也没什么不好。善于沟通，学会表达也很重要，我们不必总是去迎合，有原则的拒绝本来就是人际交往界限的体现。

（2）**重视病理意义。** 被洞悉感是一种病态的思维内容。从前面的案例可以看出，思维透明往往伴随着关系妄想甚至被害妄想等体验，是精神分裂症的一种特征性症状。如果在出现的早期进行积极的治疗，完全可以康复；但如果病程迁延日久，患者的这些想法逐渐"自我合理化"，会变得比较难治。

（3）**应仔细鉴别。** 青少年出现思维透明的想法需要仔细甄别。青少年往往由于认知水平发育不完全，同时爱好幻想，因此有时会出现单一的思维透明的想法，但这种想法并非坚信不疑，还是容易被说服的，因此并不能轻易与精神疾病进行关联。

被监视妄想

"我刚在微信上跟人聊了什么，结果我一上抖音就给我推送什么""我上一秒才跟朋友在饭桌上讨论买什么，下一秒打开淘宝就看到了推送广告"……小红书等社交媒体上，很多网友都遇到过这样的经历。"我是不是被监听了？"网友们面对这样的情况常常感到"细思极恐"。不过，大多数网友都清楚，自己又不是什么大人物，监听自己没必要。但是，在精神科，我们可以见到一些患者不顾事实地坚信"自己被监听、监视了"。不信，你看看下面小B的故事。

故事概要

小B，是一个体型瘦削的22岁小伙子。医生在急诊见到他时，他显得有些邋遢，并且眼神里还透露着一股愤怒之火。

他爸爸妈妈反映说，最近两周，小B不管家人说什么也不愿在家里住了，一定要到酒店里去住，称"家里面不安全"。小B

爸爸妈妈拗不过他，也就随他去了。谁知，昨天晚上，小B在酒店房间里对空谩骂，大发脾气，把酒店里的东西都砸了。前台和保安到小B的房间查看时，发现他仍在不停地对空谩骂，边骂边砸房间的东西，所以保安只得再联系民警。小B爸爸妈妈接到民警的电话时，人都蒙了："好好的一个孩子怎么就这样了？"在小B爸爸妈妈跟酒店聊好赔偿事宜后，民警建议他们立刻带孩子到"600号"急诊。于是医生与小B发生了如下的对话。

医生："你好，这次警察送你来这里，是为什么呀？"

小B："你不说还不要紧，这事太气人了。我怀疑我的邻居们伙同其他人来捉弄我，到处监视我。连我逃到酒店都不放过我，在酒店房间里还到处装监控，电视屏幕里也有监控，还不知道哪里还藏着针孔摄像头。"

医生："所以你砸了酒店里的电视，还砸了酒店里的其他东西？"

小B："是的，我把这些都砸了，我看他还用什么来监控我。"

医生："我能感受到你的愤怒。小B，你能告诉我为什么你不在家里住吗？"

小B："我受不了了，我感觉我家处在被监控的中心，三家不同的媒体和我的邻居们，包括住在我家附近的有上百个演员，他们都在监控我。"

医生："这么多人监控你，那得花很多钱呀？"

小B："我估算了一下，可能有几千万了。"

医生："这可不少钱呢。你还有没有发现其他觉得奇怪的事情？"

小B："我觉得他们能量很大。我专门跑离家这么远的酒店来住，就是想摆脱他们的监控，但最后我发现我住的酒店早就被他们修改过了。"

医生："你是说他们知道你要去什么酒店？甚至去哪个房间？"

小B："所以我说我处在监控中心，他们是一个很大的团队，我一出门起码有上百名化装的人来监视我，所以他们会提前知道我要到哪里去。"

医生："那么是不是可以说街上的人都是在监视你的人？"

小B："是的，我只要一出门，不，我不出门在家里，他们也在监视我，无时无刻，一直这样。"

这次交流后，医生让小B妈妈陪他出去做检查，然后让小B爸爸单独留在诊室和医生进一步交流。小B到底怎么了？

核心症状表现

被监视妄想。 小B坚信"自己被邻居们和一群人监控了"，而实际上他的邻居们都不认识他。他的这种情况属于"被监视妄想"。被监视妄想是指患者坚信自己处于被监视、跟踪或监控当中，虽然有确凿又明显的事实证据与之相悖，但患者仍坚信。

"监视"小B的是一群人，有他的邻居们，有3家不同的媒体，还有住在他家附近的有上百个演员。"监视"小B的人采用了多种方式来观察或记录他的一举一动。对小B的"监控"还是"无时无刻"的。小B因此做出了反抗，逃出家，住酒店，砸电视或其他可能有摄像头的东西。小B自己也搞不清楚自己有何才能，但仍然坚信别人花了"可能有几千万"来监视他。

因为小B症状明显，他爸爸对医生的判断并无疑问，不过他有个困惑，在这个信息化时代，自己有时也会产生一种"被监视感"，觉得自己的手机被监听、聊天记录被偷看。那么，这到底是一种正常的防范意识，还是心理问题呢？

我们希望你明白

（1）**加强症状评估**。首先可以肯定的一点是，适度的警惕心是保护隐私的必要条件，但如果"被监视感"影响到你的日常生活，就需要注意病理性的可能了。可以简单自测。

正常的警觉心理（不属于病理状态）：你会偶尔担心隐私泄露，但不会因此焦虑、失眠或改变正常社交行为；你会采取合理的隐私保护措施（如开启双重认证、避免使用公共Wi-Fi），但不会过度害怕。你知道信息安全的风险存在，但不会坚信自己被某个特定的人或组织刻意监视。

可能存在心理问题的"被监视妄想"：你坚信自己正被某个

组织或个体监视，即使没有证据；你因此变得极度焦虑、紧张，甚至开始回避使用手机、网络，或者不敢与他人交流；你开始相信自己身边的一切（如路上的监控摄像头、邻居的目光、某些广告推送）都是针对你的监视行为；你因为害怕被监控，而采取极端的行为（如更换手机、频繁拆除摄像头、避免出门等）。

（2）**及时诊治**。如果你的症状已经影响到了你的正常生活，那么这可能不仅仅是普通的焦虑，而是一种被监视妄想的表现，建议咨询专业的精神科医生。愿大家都能在安全与安心之间找到平衡，保持理性，健康生活！

被控制体验

你知道"脑控一族"吗？在日常生活当中，除精神科医生以外，一般人很难遇见所谓的脑控受害者。但是在网上，只要搜索"脑控"两个字，就会搜出一大堆脑控受害者的自述。比如，微博"脑控受害者""脑控"等相关话题里聚集着超过5 000位饱受脑控折磨的"受害者"，每天都在进行赛博上访。从精神科的视角看，这很可能是被控制体验。

故事概要

"我的大脑被人控制了，快来救救我。""我怀疑我吃的喝的都是被下过药的，我走到哪他们就控制到哪，不好控制的就不让我出去或接触。""你们可以观察一下我家周围，几乎每天都有收废品的、卖水果的、小贩叫喊声。你们仔细听一下他们叫卖的东西，比如卖甘蔗的意思是要榨干我，磨刀的吆喝意思是要动手了，卖粉干的意思是要把我杀的粉身碎骨。"

上面的话不是摘自科幻作品，也不是某部侦探影视剧的场景，而是脑控受害者在网上曝光的亲身经历。我们摘录了部分脑控交流群中的内容，一方面是为了说明情况，另一方面则是希望通过分析帮助他们解决问题。

脑控受害者A："这是真实的，（他们）制造幻觉，不停对我进行精神折磨，我的脑子都不受我控制，他们让我完全无法思考，痛恨至极。你也别不信，如果能给出人人都能看到的伤痕，外界都能相信了，那他们也不会再这样继续进行无声的折磨了，只有经历过的人才知道其中滋味。每一个新事物的出现，最开始都会被我们的常识理解为不可能，就好比几千年前的人无法相信人能登上月球一样。期待有那么一个人或一群人的出现，可以深入了解这类受害者，救他们于水火，早日摆脱精神折磨，还他们自主的人生。"

脑控受害者B："我是脑控受害者。现在还没走出来，我是想请求帮助来的，我可以听见坏人跟我讲话，我不知道声源在哪里，我耳朵里有电磁波的吱吱啦啦声，所以我不知道他们是通过什么控制我的。"

脑控受害者C："报警吧！"

脑控受害者D："我是瓦房店女人，全家被脑控，还是要好的朋友控的，请帮我解除脑控，不管用什么代价，花多少钱，终生感谢。"

脑控受害者E："脑控真的存在，我被暗控了7年，7年间脑控狗不停地编造谎言，雇人四处散播造谣，我于2020年7月发现被脑控仪控脑，现在脑控狗对我实施明控。"

医生也曾碰到这样的案例。中年女性，近几年一直怀疑楼上的邻居用某种定向微波设备对她进行照射，导致她整天头晕眼花、夜不能寐、生活无序。她实在受不了，住到宾馆里，结果宾馆里还有类似干扰，她判断肯定是邻居不知通过什么途径知道她去了宾馆，所以跟着继续整她。为此多次和邻居理论未果，居委多方调解也未能解决争端。她报警要求警察去邻居家找所谓的微波设备，还网购了好几个不同品牌的辐射探测仪，不管到哪里去都带着，回家更是每个房间都要监测一下有无辐射。如果仪器报警，她肯定要设法躲出去，但这就更加让她相信确实有人拿辐射伤害她。

后来她实在气不过，某天准备好一块砖头，上门把邻居的玻璃给砸了。她惹上了麻烦，还不承认，却不巧被监控拍到，警方要求她家人带她就诊。

不知道你看到这里，是否觉得这些脑控受害者、受邻居辐射的女士，他们的思维状态有异常？

核心症状表现

（1）**物理影响妄想**。症状比较丰富，被控制感、物理影响妄想及常伴有的幻听体验。比如受害者A提到的有人不停对他进行精神折磨，脑子都不受自己控制，完全无法思考，这是典型的被控制体验。受害者 B 说的可以听见坏人讲话，受害者 E 还说七年间脑控狗不停地编造谎言，雇人四处散播谣言，这应该都是言语性幻听体验。

他们坚信不疑，即使与事实不符。受害者 E 提到脑控狗、脑控仪涉及物理影响妄想，我们基本可以肯定不存在这样的装置设备，但他们却坚信不疑。他们为了解决所谓的被脑控，愿意付出金钱代价。

（2）**被控制体验**。脑控来自外界，是外在"他们"做的，而不受求助者自己控制，这属于典型的异己体验。随着我们进入信息时代，尤其是人工智能（artificial intelligence，AI）当道的今天，很多患者的被控制体验内容也有发展，经常见到有病例诉说他们脑子里被人安装了先进芯片，可以监控他们的想法和举动，AI 控制、干扰思维，这都是典型的物理影响妄想。

（3）**表层逻辑难掩真相**。比如有位脑控者说的一句话："每一个新事物出现之初，都会被我们的常识理解为不可能，就好比几千年前的人无法相信人能登上月球一样。"这句话逻辑上是成立的，但无法证明他个体以及那个小群体的异常体验就是事实。

当然他们肯定试图去找证据，正如上述购买了辐射探测仪的这位女士，她要求居委干部和警察去邻居家找所谓的微波设备；也有报警要求警方去调查取证的。

其实物理影响在技术层面能否做到，只是问题的一面。更深层的是，如果问，是谁以及为何这么做？聊到这一点，多数的精神分裂症患者，其推理和逻辑也是漏洞百出、难以理解的，属于妄想应该没有大的争议。

我们希望你明白

（1）**建议及时就诊**。如果你周边有这样的情况，或者你的朋友有脑控的经历，建议他们不要去报警，这会消耗社会资源也不能解决问题。现实世界里哪里有那么多匪夷所思的脑控？我们见过的有类似体验的人都表现出很丰富的精神症状，他们患有某种精神障碍的可能很大，按现有的诊断标准符合精神分裂症诊断的也不少见。

（2）**应接受治疗**。对这类症状决不能听之任之，我们从前面的案例中可以看出，他们很痛苦，脑控是很糟糕的体验，对正常思维和生活影响很大，时间拖越久，症状慢性化，治疗难度就越大。

06　思维障碍的评估

观察与面谈交流

记得曾经听到老医生讲笑话。说他们早年工作那会儿，某位患者在诊室门口露个头，他就能很快判断出那是一位精神分裂症患者，说是能闻出那种"味道"，虽略微夸张，但这种观察能力着实令人佩服。当今患者的病情愈发复杂，医生也不能靠直觉来诊病。初步交流或许只是从日常寒暄开始，这却是建立良好的医患关系，开展诊疗工作的重要一环。

观察患者

通常在我们和患者交谈之前，我们首先对患者有一个初步的印象。观察，强调的是医生的所见、所感、所闻。通过观察得到的信息有助于医生判断患者是否存在思维障碍。因此，一个经验丰富的医生往往从观察开始，不放过任何一个细节。

观察包括患者的年龄和外貌是否相符，着装是否合适，患者的仪态是否整齐，有没有与环境显得格格不入、突兀。例如一位患者他总是喜欢衣服反穿，问其原因，患者认为自己变成了另外一个人，衣服反穿可以符合这个新的人物身份。患者存在的对身份的妄想可以通过其着装来反映。

医生还可以观察患者的表情是否平静，是否适应周围的环境，是否存在惊恐、紧张的表情，流露出愁苦、担忧等情绪。有被害妄想的患者常常流露出不安全的内心体验，人也常常显得警觉。此外，医生还会察看患者是否存在兴奋吵闹、言语激动，是否存在敌对言语等。

人的言行举止与内在思想存在紧密的联系。通过观察一个人的言行，大致可以了解其思维和态度。遇到不合作的患者，例如缄默不语的患者不能配合医生进行言语交流，那么患者的思维内容有时候可以通过姿势、动作来反映。一位不语不动的患者，平卧于病床，对医生的指令不予理睬，其背后是可能因为行为受到外部力量控制。例如我们在住院环境中观察到一位患者拒绝进食进水，其背后的思维指向自我保护，认为给他的食物和水是不安全的，故采取拒绝进食和进水的策略。同样是一位拒食的患者，但患者认为自己犯了严重的罪，不配吃饭。所以在类似的行为背后可能存在不一样的思维内容。我们还可以观察患者是否存在自伤、自杀、冲动伤人、毁物等行为，患者独处时，有无表现出精神恍惚等。

在住院环境中，医生还可以观察患者书写的文字、绘画的内容。患者通过文字、绘画等展现自己的思想。有思维障碍的患者其用词往往与常人不同，他书写的文字可能会重复、顺序颠倒等。医生可以通过这些内容与患者进行进一步探讨，了解其思维内容。观察还包括患者和医生接触的时候，表现是主动还是被动，患者是否有自发言语，患者的饮食、大小便、睡眠等方面，以及患者与医护人员和其他病友的接触情况。

接触交流

（1）**如何与有思维障碍的患者接触**。在与患者的接触中，首先要取得患者的信任。向患者传递关爱、包容、接纳的眼神，从内心深处接受患者，充分理解和尊重患者的人格、文化取向。即使患者所言内容缺乏中心思想，医生难以理解其大意，但仍然要保持耐心，试图与其保持交流，给予他言语上的理解和支持，并不急于打断他。这样做的目的是让患者充分暴露自己的思维，以便医生分析其思维的逻辑性、目的性与连贯性。

（2）**如何交流**。与患者进行交流对了解患者的思维内容具有重要作用，其中言语交谈最为重要。通过交谈可以评估患者的思维是否连贯、是否中断，思维是否跳跃或者松散，患者的交谈是否流畅。交谈也可以帮助医生判断患者言语之间的逻辑性，是否存在逻辑倒错、逻辑障碍等。

在与患者的接触中，倾听也是非常重要的。认真、耐心地倾听可以让患者更多地谈自己的问题，医生需要耐心、同理心和技巧。

以倾听为主，避免让患者感到自己被评判，医生采取积极的、中立的、接纳的态度对待患者。倾听过程也需要耐心等待，因患者需要整理自己的思绪和情绪，尽量让患者在平静的心情下进行交谈。即使患者表达不连贯，或者缓慢，也要耐心倾听，而不随意打断。

和患者交谈建议在安静的环境中进行，使患者有舒服的坐位或者卧位，并注意保护患者的隐私，使患者可以在交谈中放松下来，减少焦虑，从而开始深入的交谈。在交谈中保持适当的眼神交流。通过点头、微笑对患者表示理解和关心，用"我明白""我能理解"等话语对患者做简单的回应，以示鼓励与支持，让患者可以进一步展开对话内容，从而获得患者更多的思维信息。通过交流，医生可以对患者的基本情况、生活与学习经历、兴趣爱好等有所了解，从而判断患者的思维是否真的存在异常，还是说只是患者的个性化特征，并非病态思维。

我们希望你明白

观察交流在评估思维障碍的过程中具有非常重要的意义，耐心、细致的观察和交谈能帮助我们更好地评估患者的思维内容。两者可以紧密结合，边观察边交流。然后综合所得到的内容一起来分析判断。需要注意的是，有思维障碍的患者并不是每句话都是异常的，对于一些常识性的问题，例如地球是圆的还是方的，即便是有思维障碍的患者也能准确回答。

精神状态检查

令人好奇的是，医生通过谈话就能判断一个人思维有问题吗？精神检查如此神奇吗？带着这些问题，让我们来详细看一下精神检查。

精神状况检查是指检查者通过与患者的交谈和直接观察，全面了解患者精神活动各个方面情况的检查方法。交谈中注重的是患者自己的所见、所闻和所感。

（1）**精神检查的内容**。通过精神检查了解患者在感知觉、思维、情感、意志行为、智能等方面是否存在障碍，是否有自知力等。其中，思维障碍包括思维形式障碍、思维内容障碍、思维逻辑障碍和思维属性障碍。

（2）**如何开展精神检查**。对于如何开展精神检查，交谈中可以使用开放性的问题，例如使用"你可以再多说一些吗？"这样的提问鼓励患者表达。即使患者情绪很激动，医生也要注意保持冷静。尊重患者，不要谈他们不愿意谈的内容，提供一些情感支持，取得患者的信任。通过交谈让其充分地表达。下面是我们与一位年轻患者在看诊时的交谈。这位患者因为在外有试图伤害自己的计划，故来住院。这是其中精神检查的一个片段。

医生："我们今天想花一点时间来了解你的情况。"

患者："谢谢。"

医生："我不知道在这么多人面前，这样的谈话对你会有压力吗？"

患者："压力倒没有，就是有些尴尬。"

医生："是吗？尴尬也是一种压力。如果我们在这么多人面前讨论你的情况，你会有什么担忧吗？"

患者："还可以吧。"

医生："你能不能先给我介绍一下，你这次住院是什么原因或者是遇到了什么困难？"

患者："你应该已经知道具体情况了吧。"

医生："具体情况我了解了一些，听过一些介绍，但是我想从你这里听到，因为如果你直接告诉我，会对我了解你更有帮助。"

读到此处，我们可以看到这位年轻患者交谈的时候，并不是非常愿意回答，整体处于未打开的状态，我们通过倾听、鼓励、引导，患者逐渐愿意交流。

医生："这次住院是你自己要求的吗？还是父母担心你？"

患者："应该是担心我吧。"

医生："住院之前发生什么事情？"

患者："没什么特别大的事情。"

医生："能说得具体一点吗？"

患者："嗯，就是我自杀未遂，所以他们很担心吧。"

医生："这是什么时候的事情？"

患者："10 月 15 日。"

医生："当时是上午、下午还是晚上？当时是什么情况？"

患者："嗯……是早上有的想法，我认真思考了一个上午，到下午开始写遗书，我在日落的时候上楼。"

医生："所以说从上午开始有这样的想法？"

患者："或者说早上醒来的时候，觉得今天特别合适。"

医生："那一天没有什么特殊是吗？所以你还写了遗书，做了准备，你能不能把你当时脑子里发生了什么给我们介绍一下？"

患者："我也不清楚，或许是潜意识告诉我的。"

在这个案例中，通过细致、耐心地交谈，我们可以获得患者的思维内容，然后根据专业的判断标准，分析出患者是否存在思维障碍。

我们通过提前获得的病史资料，在精神检查中，做到有的放矢，有时候会进行重点内容的检查，以便其充分暴露思维方面的问题。我们来看一位女性患者，40岁，病程3年，患者有时自言自语，离婚后和母亲同住，称要照顾母亲，但每天只给母亲吃一点食物和水，并不许母亲进厨房和开冰箱门，还称母亲被附体了。

医生："当时是什么原因要离婚?"

患者："有一些特殊情况，有一些事我可能要看他手机，感觉可能有情况。"

医生："为什么要去看他手机?"

患者："有一种感觉让我去看他手机，而我其实没有很多这样的想法。"

医生："你们离婚是哪一年?"

患者："没办法讲述清楚了。"

医生："为什么呢?"

患者："我很长时间的事情记得不是很清楚了。我这三年听到一些事情，因为一些情况，他们可以得到我们的财产。我一直在听他说，他和我说他能摸到我的虎口，他告诉我他在哪里遇到我，但是并没有讲过话。"

医生："你报警说你母亲变了?"

患者："我跟妈妈平时都聊得很好的，突然间她会为了一个碗和我吵架。"

医生："为什么呢?"

患者："你们有没有听说过附体的情况，我和我母亲都有。"

医生："是谁附体?"

患者："我不清楚他的名字。"

医生："是男性还是女性?"

患者："有男有女，有很多。"

医生："怎么附体的呢?"

患者："他有高科技。"

医生："你能看到这些人吗?"

患者："我能从妈妈这里看到,因为有的时候是两个人,她的像或者内在分身。"

医生："你为什么不让她去厨房?"

患者："厨房有刀是一点,其次厨房有水龙头,现在大家都节约用水。"

医生："你是担心你家里有危险吗?"

患者："我有办法读取到家里有危险。"

医生："你觉得你精神方面有问题吗?"

患者："我休息得很好,虽然我来这里是健康的,但是也要调整心态。"

通过精神访谈,医生可以获取患者在感知觉及思维方面存在障碍,可以引出有言语性幻听、附体体验、思维逻辑障碍等症状,从而帮助医生进行对症的治疗。

(3)对于特殊类型的患者如何进行精神检查。对于一些不合作的患者进行精神检查,要注意患者的意识情况,可以通过一些时间、人物、地点等常识问题来提问,了解患者的意识清晰度,判断患者是否存在意识障碍。意识状态会影响患者的思维内容。对于木僵患者的精神检查,可以侧重于进行一些指令,看患者是否能遵照完成。如果患者不能进行言语交流,但愿意书写文字,也可以结合文字书写进行检查。对于兴奋躁动、难以打断的患者，精神检查时要注意患者的语速、语量、吐词是否清晰、音调高低，尽量使其充分表达。

我们希望你明白

精神检查一般在患者合作的情况下进行，遇到不合作的患者，可以经过一定时间治疗后再进行交谈。精神检查是医生诊断疾病的重要工具之一，并且通过在一段时间内前后多次精神检查内容的对比，评估患者思维障碍的严重程度，从而帮助医生判断疗效。

量化评估

经常有家长带着孩子来看诊，称孩子在家都很正常，但是去上学以后，老师每天打电话给家长，说孩子听课总是走神，有时甚至会在课堂上跑来跑去，建议家长带孩子去看精神科，评估下孩子是不是病了。精神症状及精神科诊断是否有可量化的检测手段？下文将做介绍。

在精神科门诊，医生曾被患者质问："你看我的化验报告和CT都是正常的，那个医生凭什么说我是精神分裂症？他是不是就是想给我'戴帽子'，然后开药，赚我的钱？他这人没有医德，您来评评理。"

精神科医生对这种场景早已司空见惯。在家属配合下支开患者，家属才一把鼻涕一把泪地介绍了患者的情况。患者当时28岁，曾是当地十里八乡有名的才子。从985院校计算机专业毕业后跨行进入了金融业，凭借着过人的天资，通过炒期货和美股大赚了一笔。

由于要做美国金融交易，他几乎是日夜颠倒，白天睡觉，晚上盯盘。通过加杠杆买卖期货，巨大压力下他开始失眠，起初入睡困难，也没重视，逐渐进展到彻夜难眠，人也越发憔悴。言语行为也逐渐变得怪异，跟家人说："我跟儿子命里犯冲，两个人只能活一个。"他行为紧张，有时候吓得发抖，声称："马上就要打仗了，我们把房子卖掉，去成都定居，那边是中国人的根。"

家属全程声泪俱下，说自己儿子这么优秀，现在病成这样实在接受不了，求医生救救他。

家属："医生啊，我们家条件不差，您尽快帮我们安排抽血、脑电图检查，看看我儿子到底得了什么病。"

医生："精神科疾病跟内科、外科不同，抽血、脑电图的结果都不能构成疾病诊断的依据。患者的诊断要根据发病年龄、病程、临床表现、精神检查等明确。"

家属："那你们精神科就没有客观的证据吗？比如他到底有多少种症状，他病得有多严重？"

医生："精神科有客观的量化工具，最常用的量化工具是量表。量表分为两种：一种是自评量表，另一种是他评量表。自评量表无须临床医生施测，受评估者可在手机上根据提示自行完成；他评量表需要由经过培训的专业评估人员对患者进行评估，专业性更强，准确度更高，结论也更可靠。"

家属："医生，这些量表听上去不是很靠谱。年轻医生临床经验不足，他们用量表得出的结论肯定不可靠啊，诊断出错的话，不是会耽误他的人生吗？"

医生："理解您的担心。临床医生使用量表前，都会培训考核。"

家属："那这些分数，还有其他用处吗？"

医生："可以作为治疗方案制订的重要依据，或者根据治疗前后的评分差异判断疗效。"

精神科诊断、症状严重程度，目前不能通过脑电图、头颅磁共振等检查准确反映出来，而精神科医生结合病史、进行精神检查访谈之外，也需要使用自评量表和他评量表进行诊断和评估。多数精神科量表，由一系列选择题组成，每道选择题都有4～5个选项，每个选项对应一个分数。举个例子，贝克抑郁自评量表（第二版），第一个条目共4个选项（0. 我不觉得悲伤；1. 很多时候我都感到悲伤；2. 所有时间我都感到悲伤；3. 我太悲伤或太难过，不堪忍受）。0分表示抑郁程度最低，3分表示抑郁程度最高，21个条目最后会形成一个总分，分数越高，即抑郁程度越严重。

自评量表 顾名思义，是患者根据自身情况，独立完成的量表。其优点是施测方便，无须专业人员即可完成。目前网络上已有很多情绪相关的自评量表，可以在线完成。缺点也显而易见，比如患者可能为了隐瞒病情，故意将量表相关条目全部选无症状，可靠性较差。

他评量表 需由经过量表培训的精神科专业人士、结合患者的病史及知情人提供的信息进行评测。相对于自评量表，他评量表更可靠，但施测需依赖专业人士，推广难度高。

╭───《 **我们希望你明白** 》───╮

（1）**量化工具的优越性**。首先，这些工具可以量化思维症状表现，提示严重程度，辅助诊断，并且能评估患者治疗前后的疗效，所以临床不可或缺。阴性症状、认知缺损等临床症状仅通过病史采集及精神检查，通常不能全面评估，一般会使用可靠的量化工具进行全面评估。

（2）**量化工具的局限性**。任何工具都有适合的病种，以评估不同的症状；自评工具可能受患者的主观意愿影响，也可能受文化程度或配合程度的影响，如抑郁症患者在疾病发病期往往夸大其负面的症状体验，反之躁狂患者自我评估都是正性的，这都需要医生根据临床进行判断。他评工具受到培训和使用经验的限制，比如如何使用规范的指导语，这都会影响准确性和一致性。但量表工具也在不断优化完善之中，尤其是基于网络的评估工具，使用更为方便。

（3）**量表评分的医学判断**。不管是自评还是他评，其实都不能完全反映患者的实际情况，尤其是对复杂案例。医生需结合病史、精神检查所见、神经心理评估结果及其他辅助检查综合判断，做出诊断。

其他检查评估

曾听说发生在精神科的一起纠纷，大致过程是这样的：50岁中年男性，因"反复闷闷不乐、烦躁伴眠差"来精神科门诊就诊，其临床表现符合"抑郁发作"的表现。患者也认可医生的判断，就开始服用抗抑郁药，服药后情绪并未见显著缓解，在服药1年后做头颅CT发现脑内有3cm×3cm的占位，手术切除。术后两个月患者在未服药的情况下，情绪基本缓解。患者认为其最初的情绪问题主要跟脑内的良性肿瘤有关，并不是抑郁症，医生耽误病情，于是要求赔偿。那么精神科门诊就诊的患者，脑CT、脑电图等检查是否有必要，下面我们通过另一个案例，进一步进行探讨。

住院部曾接诊过一位17岁的年轻女孩，生病前就读于当地有名的985院校。在大一新生暑期军训时，整日阴雨绵绵，学生们每天仍在雨中练习队列。患者身体娇小羸弱，以往也没吃过这种苦头，为了不被同学、教官看不起，在感冒高热的情况下仍坚持训练。

但意外还是发生了。

就在训练的第七天，患者像变了个人似的，突然出现紊乱的言语和行为，整日惶恐不安，总躲在被窝里，不敢出门。舍友看她可怜，每天帮她打水打饭，对她的关心无微不至。每当舍友开始尝试问她这种异常举止的原因时，患者总是闪烁其词，不肯讲出实情，理由是舍友知道以后会有人身危险。后来可能也是被舍友的照顾感动到了，她开始讲她异常举止的原因。她在感冒发烧时坚持训练，高热虽逐渐褪去，但开始出现一些异乎寻常的体验。她突然可以看到鬼怪，各种恐怖的场景都出现在眼前，令她惶惶不能终日；还总听到有人在咒骂她，辱骂她的言语肮脏污秽、不堪入耳，有时还会命令她做坏事，比如扇同学巴掌。

学校老师及教官知晓情况后，立即通知了她的家人，一起将她送到了精神科病房住院。系统了解病史后，医生在跟患者接触时发现，她与一般的精神病患者不大一样。

医生："早饭吃了吗？"

患者当时眼神迷离，看似没听懂医生的问话，于是医生又问了一遍。

患者："这是我的家，你是爷爷。"

医生："你看清楚，你看我这身衣服，我是做什么工作的？"

患者："嗯？爷爷，你说的是什么意思？"（这时四肢开始控制不住抽动，双眼也开始上翻）

患者抽搐的状态持续了三分钟后，自行缓解。

医生："刚才怎么回事啊，你记得刚才四肢抽搐过吗？"

患者："啊？你是谁呀？"（开始表现出惊恐，浑身发抖）"你走开！我爸爸妈妈在哪里？你们不要害我。"

医生："不要害怕，这里很安全，你爸妈就在病房外面。"

患者："很多人在骂我，让我等着，他们想办法要除掉我。"

医生："房间里不是只有我们两个吗？你看见是我说的？"

患者："没有，很多男的跟女的都在说。"

医生："别害怕，我们会保护你。你知道今天是几号吗？"

患者："2020年2月3日。"（回答错误）

医生："这里是什么地方？"

患者："我不知道啊。"（开始小声哭泣）

询问完患者情况后，医生接着跟家属进一步沟通。

医生："患者情况不容乐观，建议进一步完善脑电图、头颅MRI等检查，先排除下脑器质性问题。"

家属："这些检查能不能不要做？我看网上说跟医生聊聊天，最多做个量表，然后就给她吃药，吃一段时间就会好的。"

医生："首先，网上有很多这样的话题，说明精神卫生问题已经越来越被社会重视，这一点是好事。但是毕竟你看到的信息不全面。你女儿的各种表现，很不典型，因此要好好做做检查。"

家属："医生什么意思啊？她整天都担惊受怕的，老是听到声音骂她，这都不算精神病？"

医生："我们有几个考虑：第一，她在出现异常言行前，有过一段时间感冒、发热病史，热度下去以后马上就出现了精神症状，在时间上有先后关系；第二，一般精神病患者意识都是清晰的，时间、地点、人物都能分辨得出，你女儿现在意识就不清楚，时间、地点定向都是错的，人也显得恍恍惚惚，好像处在另外一个世界一样；第三，她有可疑的癫痫发作。"

家属："不是精神科的问题，是哪里的问题？"

医生："要考虑自身免疫性脑炎、病毒性脑炎。"

家属："那怎么办，我们会不会治不好了？"

医生："当务之急，不是用猛药让她的症状控制，而是完善头颅MRI、脑电图，来看符不符合脑炎的表现。"

家属："我懂了，原来这些检查是为了明确孩子是不是脑炎。"

在医患沟通过程中，家属起初对医生抱不信任态度，希望不做头颅磁共振、脑电图等"没有必要"的检查，认为开检查是为了增加医院收入。经过一番沟通，家属也理解了这是为了患者的病情需要，有必要完善相关检查。

患者在出现精神症状前，有高热病史；精神症状也不典型，意识清晰度下降，时间、地点及人物定向不全，也有别于典型的精神分裂症。精神分裂症患者幻觉、妄想可以非常丰富，但其意识清晰度是正常的，时间、地点及人物定向也不会出现很大偏差。

检查结果显示，这个女孩头颅两侧海马区域有异常高信号，脑电图也捉到了典型的"癫痫"波，经神经内科会诊后高度怀疑自身免疫性脑炎，后来转到神经内科，经腰椎穿刺取脑脊液化验后，明确诊断，后经系统治疗最终痊愈出院。

我们希望你明白

（1）**仔细问诊**。对于首次出现精神症状的青年患者，要着重询问发病前的躯体不适主诉，如发热、咽痛、咳嗽、腹泻等，此类症状提示有前驱感染病史。接触患者时要特别关注其意识、注意力等维度，脑器质性精神障碍往往意识不清、注意力涣散。

（2）**完善检查**。对于有前驱感染病史、意识不清的患者，务必进行完善的检查，如血液感染指标、头颅MRI、脑电图等。若有阳性发现，及时联合神经内科进行会诊，必要时进一步完善脑脊液相关抗体检测。普通人在大量吸毒后也可出现幻觉、妄想，表现出丰富多样的精神症状，容易被误诊为"精神分裂症"，因此也要注重毒品筛查。

（3）**积极对症治疗**。明确诊断后，转至相应专科病房，积极对症治疗。这位女孩是幸运的，很早就明确诊断了，治疗对症，最终预后也非常好。

07　思维障碍的药物治疗

药物治疗的益处

精神分裂症是大众眼里最典型的精神疾病，思维怪异是其主要的临床症状。在抗精神病药物真正问世之前，治疗主要有电击、胰岛素治疗、大脑额叶切除术等。回顾将近一个世纪的精神科药物治疗史，有临床医生的狂野探索，也有科学家们的大胆假设与小心求证。我们一步步打开大脑这个黑匣子，也一点点拨开迷雾。目前，抗精神病药对思维障碍有较好的疗效，但人们对药物仍存在误解、恐惧，甚至是谈之色变。

小玲是一位39岁的公司职员，平时人际关系好，工作能胜任，已婚，有一个读小学的女儿。患者长期以来夫妻关系不和，一直在跟丈夫闹离婚。一周前，患者突然表现得情绪激动，言语凌乱，自言自语称"我是谁，是谁？""听明白了吗？"等，内容难以理解。患者跟家里人说，自己在看不到人的时候，耳朵也可以听到人讲话，有不安全感，多次给丈夫打电话问他有没有走丢；几天前去学校接孩子时，称老师被替换掉了，孩子要被拐走了，并为此跟学校的保安打架；有快递员上门时，感觉快递员有问题，称自己电话被动了手脚；门一响就害怕，觉得有人害她；怀疑公公要掐她。家人刚开始觉得她是压力太大，一直劝解，但发现好像并不起作用，她的不正常状态甚至开始愈演愈烈。

近三日，患者不让孩子上学，走到哪儿把孩子带到哪儿。问其原因，表情神秘，表现紧张，说有人对孩子不好，家里人带她到综合性医院就诊，查了头颅CT、脑电图、心电图、抽血查了肝功能、肾功能、血糖、血常规都没有发现有明显异常。在综合性医院医生的建议下，家人带她来到上海市精神卫生中心就诊。到医院门诊就诊后，医生给予详细的精神检查，考虑该患者起病急，起病前有一定的社会因素，主要表现为被害妄想、不安全感、可疑言语性幻听，以及紊乱、冲动言行，建议患者住院治疗。

患者入院后，医院完善了一些其他的身体检查。医生在给患者做精神检查时，患者除了对与保安打架及不让孩子上学的既定事实是承认的，对于其他病史均予否认，或称因涉密拒绝回答。患者对外界警觉性增高，而该警觉性并没有事实根据。患者称"老师被替换掉了"，而非老师是新来的，与患者的大学文化背景及社会背景不符，存在逻辑问题。在追问病史的过程中，患者回忆几年前，在医院工作时领导故意针对她、有可疑被议论感，但持续时间不长，换工作后消失，之后工作社会能力仍保持良好。她既往曾诊断高血压、糖尿病，近期服药不规律。她是家中长女，下面有一弟弟。她足月顺产，本科，毕业后就进入公司工作，长期以来她在公司的工作能力也很强，深受领导和同事的好评。

医生经过诊断，初步判断为"急性精神分裂症样精神病性障碍"。在和医生沟通后续治疗方案时，家属产生了非常多的担心和疑问。

医生："我们的常规治疗主要包括药物治疗、心理治疗、物理治疗以及其他的一般对症支持治疗。"

家属："什么药物治疗？"

医生："主要会用一些抗精神病药物，用于控制她目前的这些精神症状。"

家属："我看网上都说这种药不好随便吃的。"

医生："您担心什么问题？"

家属："他们都说药吃了之后会上瘾，以后就不能停了。而且人就变傻了。"（话音未落，小玲的妈妈就开始哭泣）

医生："您有顾虑是正常的，除此之外还有什么担心吗？"

家属："她还有高血压和糖尿病，我担心这个药还会影响她的血压和血糖。"

医生："我们了解她目前的降压药和降糖药，也会定期监测她的血压和血糖，我们会尽量去选择对她影响小的药物。"

在接下来的时间里，医生详细回应了患者家属的疑问，也给予了专业的解释说明，最后患者家属签了入院治疗知情同意书。

经过一段时间的规范治疗，小玲的症状得到了很好的控制。她可以和病友很好地相处，和主治医生流畅地交流，在病房生活都能自理，也能很积极主动地参加病房的康复活动，目前对于服药相对还是很配合的。

小玲出院后一个月，再次来到门诊随访，对于住院前的经历已经不记得了，只记得在病房里的一些事情。她计划再休息一个月就回单位上班。对于目前的治疗药物，她表示可以再坚持吃一段时间，但是仍然会担心这个药物长期的副作用是不是会影响她。门诊医生和她详细说明了目前她对药物所担忧的部分，并再次向她解释了药物规范治疗的重要性，她表示愿意再坚持服药一段时间。

药物的分类

相信大家都会有一个疑问，看似简单的抗精神病药物怎么会对复杂的思维症状起那么大的作用？谈及药物作用机制主要涉及精神药理学，通过对药物机制的了解也提出了精神疾病的发病机制假说。大部分精神药物都是通过对受体的阻断或者激活带来临床疗效，我就用简单的比喻来和大家说明抗精神病药物的主要作用机制。

失控传递假情报

我们可以把大脑想象成一个繁忙的"信息集合中心"，所有神经递质（如多巴胺、5-羟色胺、肾上腺素等）就像传递消息的"小信使"。正常情况下，这些信使会按需传递信息，保持整个信息集合中心的和谐。但在某些人脑中，多巴胺信使可能过于亢奋，它们疯狂地跑来跑去，把"假警报"（如幻觉、妄想）当成重要消息四处传播，导致整个信息集合中心陷入混乱，人就会出现很多不合寻常的思维或行为。

药物调控降噪

抗精神病药物就像整个中心的"保卫者"。传统的抗精神病药物的主要工作是堵住部分"传话筒"（多巴胺D2受体），挡住亢奋的多巴胺信使，不让它们过度传递假消息，从而使人逐渐恢复大脑中心秩序。第二代抗精神病药除了调控多巴胺以外，还会协调其他信使的工作，比如让5-羟色胺信使帮忙稳定情绪，减少焦虑和抑郁。如果保卫者太严格（药物剂量过高），就可能连正常的多巴胺信使也被过度拦截，导致身体僵硬等不良反应。所以抗精神病药不是直接修好大脑，而是通过调节信使们的传话平衡，让失控的信息集合中心恢复平静。就像给嘈杂的音响系统装上降噪器，需要时间调试才能找到最佳效果。

1950年氯丙嗪合成，作为首个用于精神分裂症的抗精神病药物，其临床上的效果使它成为现代精神病学发展路上的重要里程碑，被称为"精神科的青霉素"。它也代表了抗精神病药物的开端。此后，根据不同的受体靶点的作用机制，抗精神病药物通常分为三代。

（1）**第一代抗精神病药物**（典型抗精神病药物）。它们像大脑中"只抓闹事者"的严厉保安，但抓人时可能误伤无辜群众（阻断正常多巴胺功能），导致肢体僵硬、震颤等不良反应。代表药物：氯丙嗪、氟哌啶醇、奋乃静等。主要阻断大脑中多巴胺D2受体，尤其是中脑边缘系统强效控制阳性症状（如幻觉、妄想、思维紊乱）；对阴性症状（如情感淡漠、社交退缩）效果较差。不良反应主要是容易引发锥体外系反应，如肢体僵硬、震颤，长期使用可能导致"迟发性运动障碍"。

（2）**第二代抗精神病药物（非典型抗精神病药物）**。它们像"灵活协调员"，一边控制多巴胺的混乱，一边用5-羟色胺安抚情绪，但可能让身体代谢系统"紊乱"。代表性药物：氯氮平、奥氮平、利培酮、喹硫平、帕利哌酮等。具有多靶点调节的作用，既阻断D2受体，又阻断5-HT2A受体。改善阳性症状的同时，对阴性症状和情感症状（如抑郁）有效。同时可能会引起代谢问题，患者会发胖、血糖/血脂升高。

（3）**新型抗精神病药物**。俗称第三代药物，它们像"智能调音师"，根据大脑的多巴胺音量实时调高或调低，而非简单"静音"。代表性药物：阿立哌唑、卡利拉嗪、鲁拉西酮等。具有D2受体部分激动作用，灵活调节，同时具有5-HT1A受体、谷氨酸等受体活性。特点是平衡多巴胺功能，减少锥体外系反应，对认知功能和情绪稳定更有优势。部分患者会出现静坐不能的症状。

（4）**药物剂型革新**。除了作用机制分类，目前还会根据不同剂型分类。除了常见的口服制剂以外，长效针剂在精神科药物治疗中也具有重要作用。它的原理是将药物包裹在特殊的载体（如微球或油性溶剂）中，注射到肌肉后缓慢释放药物，维持稳定的血药浓度，作用可持续数周至数月。就像在体内安装一个"药物定时胶囊"，每天自动释放，减少患者每天服药的麻烦。

长效针剂通过"一次注射，长期护航"的方式，解决了治疗中最大痛点——依从性不佳问题，即在患者拒绝用药情况下的最佳解决方式。目前还有很多新机制的抗精神病药物正在研发过程中，这也代表我们未来会有更多更好的选择。药物介绍如表4所示。

表4　抗精神病药简介

特点	第一代药物	第二代药物	第三代药物
作用机制	以D2受体阻断为主	D2受体、5-HT2A受体阻断为主	D2受体部分激动作用、5-HT1A受体激动、胆碱能受体激活等
疗效特点	对幻觉、妄想等阳性症状疗效较好	除阳性症状以外，对阴性症状和认知症状疗效较优	除阳性症状以外，对阴性症状和认知症状疗效较优
不良反应	镇静、直立性低血压、PRL增高、EPS和TD风险较高	EPS和TD风险较低，发胖、代谢风险较高	EPS和TD风险较低、代谢风险低
药剂特点	多为口服药物，半衰期短，一天两次服药	剂型较多，口服、口溶膜、长效针剂，使用方便	口服、长效针剂等剂型
代表药物	氯丙嗪、奋乃静、氟哌啶醇、氟奋乃静等	利培酮、帕利哌酮、喹硫平、奥氮平、氨磺必利、氯氮平等	阿立哌唑、鲁拉西酮、卡利拉嗪、Kar-XT等

注：1. 氯氮平：多用于难治性精神分裂症治疗，可能有粒细胞缺乏、心肌病等严重不良反应。

2. Kar-XT属于胆碱能系统药物，具有毒蕈碱M1、M4受体激动作用，调控多巴胺水平治疗精神分裂症，已经在国外上市。

3. PRL（prolactin）：垂体泌乳素；EPS（extrapyramidal symptoms）：锥体外系症状；TD（tardive dyskinesia）：迟发性运动障碍。

如何选择药物

回归小玲的案例中，我们将基于评估确定治疗方案，仔细梳理她的性别、年龄、发病特点、核心精神症状表现、躯体状况、风险程度以及社会功能受损等因素，结合患者的主观意愿选择合适的药物和剂型。在治疗过程中监测疗效和不良反应，适时做出调整，希望最终改善患者的社会生活功能，提高生活质量。

人口学及背景

39岁，女性。既往人际关系良好，工作能力正常，家庭角色（母亲）稳定。长期夫妻关系紧张，近期处于离婚冲突中，可能是起病诱因，同时在家庭冲突下，丈夫也很难监管她定时服药治疗。

起病形式与病程

起病急骤：一周前突然出现精神行为异常，症状快速进展，从情绪激动到严重妄想。病程：症状持续加重，无自发缓解，总病程约一周。

核心精神症状

感知觉障碍，存在言语性幻听；思维障碍如思维散漫、被害妄想、关系妄想等，其情感症状主要有突发情绪激动、紧张、恐惧及情感不协调，存在冲动攻击行为，且自知力缺乏。

躯体检查与实验室结果

患者有高血压、糖尿病病史，目前控制稳定。常规检查：头颅CT、脑电图、心电图、血生化（肝肾功能/血糖/血常规）均无异常。排除器质性疾病，如脑炎、代谢紊乱所致的精神障碍。

社会功能损害

家庭功能：无法履行母亲职责，强迫孩子辍学。
社会角色：工作能力短期内严重受损，行为失控影响公共秩序，如校园冲突。

危险因素与风险

冲动伤人风险：受被害妄想支配，可能进一步出现攻击行为。

儿童安全风险：强行控制孩子行动，影响儿童身心发展。

我们希望你明白

（1）**基于评估的治疗**。结合患者的整体病情，考虑到患者的症状丰富，具有较高的风险等级，加之患者可能缺乏有效的家庭支持和药物依从性管理，另外考虑患者返回岗位后每日服药恐不方便，故选择先短期口服帕利哌酮缓释片，观察是否有药物过敏可能，然后替换为长效针剂治疗。

住院期间她的幻觉、妄想均得到了很好的控制，情绪也比较平稳，在治疗过程中也严密监测她的血脂、血糖、血压、肝肾功能等情况。患者出院后定期来医院随访，也回归到原来的工作和生活中。

（2）**权衡利弊**。对于精神科医生而言，如何选择抗精神病药物需要考虑很多方面，权衡药物的治疗效果以及安全性，尊重患者的选择，达到满意的治疗效果。尽管选择药物时已经对可能出现的不良反应有预案，也会定期评估疗效、监测患者的代谢指标和不良反应，但谈及用药，病家也还是常有很多担忧。

服药是否会使人成瘾

使用精神药物时，患者最常担心的问题之一就是：会不会成瘾？精神药物常常被误解为"一旦服用就无法停药"或者"会产生依赖"。这种担忧可能导致患者抵触药物，从而影响治疗效果。

小明是位高二学生，被诊断为精神分裂症。他的母亲担心抗精神病药物服药时间太长会成瘾，戒不断，便私自给小明停药。两个月后，小明又出现幻觉、妄想等症状。在医生询问小明的服药情况时，他的母亲仍反复询问医生：是不是一旦吃上抗精神病药物，就停不掉了，会不会上瘾了？

实际上，绝大多数精神药物不会导致成瘾，它们的作用机制与成瘾性物质有着本质区别，但部分药物一旦停药会导致停药反应和症状复发，常被误解为"一旦服用就无法停药"或者"会产生依赖"。这种担忧可能导致患者对药物的抵触情绪，依从性不佳从而影响疗效。

为何会误以为精神药物成瘾?

（1）**对长期服药的误解**。部分精神疾病，如抑郁症、精神分裂症、双相情感障碍，由于其慢性、容易复发的特点，往往需要长期的药物治疗维持，过早停药会显著增加复发风险。长期服药可能被误解为"离不开"药物，但这与物质成瘾不同，足疗程治疗是为了维持症状缓解，防止复发。当病情稳定后，医生会根据患者情况逐步调整剂量，最终可能停药。

（2）**停药反应被误解为戒断**。精神药物的突然停药，无论是长期还是短期的，均可能导致身体出现不同程度的不适。停药反应因精神药物的种类和剂量而异，常见的症状包括失眠、心悸、恶心、烦躁、发抖等。这些症状通常比较轻微，可在停药几天后逐渐消失。通过医生指导逐步减药，可以有效避免停药反应。而戒断反应通常指突然停止或减少成瘾物质使用后出现的症状，包括兴奋、失眠、焦虑、谵妄、幻视、幻听等。这些症状会严重影响患者的生活质量，有时还会带来生命危险或引发自杀行为。因此，停药反应并不意味着药物成瘾。

（3）**苯二氮䓬类药物的特殊情况**。部分镇静催眠类药物（如阿普唑仑、地西泮、氯硝西泮）确实存在依赖风险，长期使用容易出现耐受性和戒断症状。但在合理使用下，其风险可控，这也是为什么这些药物要严格管理、短期开具、逐步减量。

我们希望你明白

　　精神药物可以安全有效地帮助患者恢复健康，绝大多数精神治疗药物在规范使用下，不会导致成瘾，但某些药物确实会有停药反应或依赖风险。因此，患者需要按照医嘱服用，规范用药，尤其不要擅自加量、减药和突然停药。

服药是否会令人变呆

记得刚工作那时，精神科药物种类不多，大部分精神分裂症患者都是使用传统的抗精神病药物治疗，这些药物有更高的锥体外系反应风险。患者表现动作迟缓、面无表情（面具脸），他们看上去呆呆的，很容易被外人看出来，带来额外的病耻感。那么精神病药物使用是否会导致人变呆？

小张是一名25岁的年轻男性，因长期的焦虑和抑郁症状就诊，医生诊断为重度抑郁症，并开具了抗抑郁药物。服药初期，小张感觉情绪有所改善，但几周后，他开始抱怨自己"脑子变慢了""记不住事情""反应迟钝"，甚至怀疑自己"变傻了"。他的家人也注意到他变得沉默寡言、行动迟缓，于是担心药物对他的大脑造成了损害。经过详细评估，医生发现小张的症状并非药物直接导致的"变呆"，而是抑郁症本身的部分症状加上药物的不良反应（如嗜睡、注意力下降）的综合表现。通过调整药物和配合心理治疗，小张的症状逐渐缓解，最终恢复了正常的生活和工作能力。

为什么有人觉得服药后会"变呆"？

我们已经知道，精神药物主要通过调节大脑中的神经递质（如5-羟色胺、多巴胺、去甲肾上腺素等）来改善情绪、思维和行为。例如，抗抑郁药物可以增加5-羟色胺的水平，从而缓解抑郁症状；抗精神病药物可以调节多巴胺的活性，减少幻觉和妄想。那为什么患者会有服药后变呆的感觉呢？我们可以从以下三个角度思考。

（1）**药物不良反应**。患者看上去呆呆的，主要原因是抗精神病药物带来的锥体外系反应。锥体外系主要在不自觉间调节动作的灵巧性和肢体平衡，比如能稳当地拿水杯喝水，人能站着不前后倒，一切都很自然不必刻意保持平衡。但出现锥体外系反应就表现为运动迟缓、震颤、面具脸，整体看上去就没了正常人的那种灵动。目前新型药物引起锥体外系反应总体较轻，变呆也就少了。

部分精神药物可能会引起嗜睡、注意力下降、记忆力减退等不良反应，这些症状可能被误解为"变呆"。比如说具有镇静作用的药物，如果使用剂量较大或药物的半衰期较长，即便晚上服药，可能也会让部分患者次日上午觉得困倦，影响白天工作效率，这就不大适合工作人群使用。

因药物出现锥体外系反应，有时临床上会使用抗胆碱能药物对抗这个不良反应，但是抗胆碱能药物也会加剧患者的认知症状，值得注意。

（2）**疾病本身的影响**。抑郁症、双相障碍或精神分裂症等精神疾病本身可能就有认知功能下降的表现，例如注意力不集中、记忆力减退、难以决策等。尤其是比较重的抑郁症患者，思维迟缓、动作迟钝等精神运动迟缓的症状会很突出，看上去就是呆呆傻傻的模样，甚至还有"假性痴呆"的诊断。再比如精神分裂症的阴性症状表现为情感淡漠或意志缺乏，和外界很少交流，处在慢性退缩状态，也会有呆呆的表现。

（3）**心理暗示和认知误区**。一些患者对药物存有恐惧心理，可能会过度关注身体的变化，将正常的疲劳或情绪波动归因于药物。还有一种情况也需要引起重视，多数双相障碍患者喜欢躁狂/轻躁狂状态下的那种思维奔逸的感觉，这种状态下自我感觉很好、记忆力超强、才思敏捷、社交时幽默风趣、玩梗那更是溜溜的。他们坚持认为这才是常态，所以情绪一旦恢复正常水平，他们就觉得自己笨掉了，如果有抑郁表现那简直就是变呆了，可能会归结于药物的影响，这其实是一个误区。

精神药物会损害大脑吗？

目前的研究表明，在医生指导下合理使用精神药物，并不会对大脑造成损害。如果不及时治疗，反而可能导致大脑功能的长期损伤。例如，长期未治疗的抑郁症可能引起海马萎缩，影响记忆和学习能力。

对于治疗不规范、停药复发的精神分裂症患者，一次复发就意味着对本身神经发育就不健全的大脑带来二次打击，导致疾病快速恶化，对药物治疗的敏感性下降，甚至会变成难治性患者。从这个角度看，合理的精神药物其实是给大脑带来保护作用的。

一些新型精神活性物质，长期使用会导致明显的认知损害，但这类精神活性物质是非法的新型毒品，显然并非我们常说的精神药物。

所以对这个问题，肯定的回答是：**基于医学治疗的规范精神药物使用，不会损害大脑，甚至还有保护作用。**

我们希望你明白

精神药物的使用需要在专业医生的指导下进行，切勿自行调整剂量或停药。要遵医嘱服药，如果出现不良反应，应及时与医生沟通，而不是擅自停药。在服药期间，患者应定期复诊，医生会根据症状变化和副作用情况，调整治疗方案。此外，心理治疗，如认知行为疗法等可以帮助患者提高认知功能，增强应对能力，从而减少对药物的依赖。

对于患者来说，保持规律的作息、均衡的饮食、适度的运动以及良好的社交支持，都有助于改善精神健康，减少药物的不良反应。同时需要正确认识精神药物，避免因误解而延误治疗。

有些药服后为何会让人昏昏欲睡

大家都有服用某些感冒药后很是困倦的经历，这与药物的镇静作用相关，属于药物常见的不良反应。大部分精神药物都有或轻或重的镇静作用，某些药物镇静作用强，有时即便晚间服用也会影响次日的精神状态，给治疗带来麻烦。

小王，28岁男性，因出现幻听、被害妄想被诊断为"精神分裂症"，医生开具奥氮平（10毫克/晚）治疗。服药3天后，他抱怨："每天睡12小时还困，白天开会都能睡着！"家属和患者就反复询问医生，是不是抗精神病药物中含有安眠成分？为什么会那么困？

其实在精神科，有小王这样体验的患者不在少数，上述问题也是他们最为关注的问题。

抗精神病药与镇静作用

服用抗精神病药后导致犯困，可能与相关受体有关，其中包

267

括组胺 H_1 受体。组胺是大脑的"清醒信号灯",负责维持警觉状态,像氯氮平、奥氮平和喹硫平可以强力阻断组胺 H_1 受体,那就相当于关闭了"清醒开关"。服用某些感冒药引起困倦,也与组胺 H_1 阻断作用有关,但上述抗精神病药物的作用更强,引起的困倦感也更强烈。

镇静作用的优缺点

(1)**缺点**。显然对大多数患者恢复正常学业或工作后,镇静作用就可能导致小王那样的窘境。试想一下,整个上午都昏昏欲睡,怎么能保证效率?也无助于患者提高信心和恢复社会功能。镇静作用强的药物,影响警觉性,可能影响驾驶、高危工作的安全性,需加以重视。

(2)**优点**。镇静作用在疾病治疗之初也有帮助,可以部分缓解患者的兴奋、躁动。患者良好的晚间睡眠往往提示疾病有所缓解,这在精神分裂症或者抑郁症患者中都能观察到。此时,药物的镇静作用就带来了额外的帮助。

谈及镇静作用,就要提精神科常用的两大类药物,一种是俗称的安定类药物,另一种就是英文名以字母 Z 打头的 Z 类药物如佐匹克隆(Zopiclone)、唑吡坦(Zolpidem)。这两大类药物具有明确的镇静催眠作用,用于失眠症的治疗,镇静作用显然是它们的优点。

我们希望你明白

困倦是药物起效的"过渡期反应"，多数在2～4周后逐渐减轻。随着症状缓解，可以逐步降低剂量，进一步减少镇静作用。将镇静作用强的药物改为睡前服用，改善睡眠，减少白天困倦。从低剂量起始，逐步加量，让身体适应药物。如果困倦严重干扰生活，无法工作，可换用镇静作用弱的药物。

咖啡因合理使用；日间小睡，避免长时间睡眠打乱生物钟；每日30分钟有氧运动，如快走，提升多巴胺分泌，可以对抗疲倦。

服药后体重增加怎么办

在日常工作中，经常有家属及患者向医生询问，精神科药物是不是含有激素？为什么吃了一段时间长胖了许多，有时脸上还长痘痘？甚至有些人因为担心精神药物含有激素，对精神药物谈之色变。因为对药物不了解而产生的恐惧和担忧，也导致了很多患者不愿服药、自行停药等现象，为治疗带来困扰。

张女士，35岁，因精神分裂症服用奥氮平3个月，体重增加15千克，自认为"药物含激素导致发胖"，因此她对药物非常恐惧。

许多患者在听说自己需要服用精神类药物时，常常会问："这些药是不是含有激素？"有人担心吃了之后会"发胖""脸肿""上瘾"，甚至"伤害身体"。其实，精神类药物都不含激素，它们与人们熟知的糖皮质激素完全不同。

什么是激素类药物？

许多人对"激素"的理解是模糊的，当他们谈论激素时，可能是出于对副作用（如体重增加、内分泌紊乱）的担忧。尤其是未成年患者的家长，对用药更为谨慎。部分精神药物的副作用与激素有相似的地方，但导致副作用的原因不一样。比如糖皮质激素直接促进脂肪合成，而精神药物引起体重增加的机制则比较复杂，可能是阻断组胺H_1受体刺激食欲，影响胰岛素敏感性，导致血糖升高和脂肪堆积。

那么，既然精神类药物不含有激素，为什么有些患者在用药后像吹气球一样胖起来了呢？

精神药物与肥胖

（1）**药物会导致发胖吗？** 对精神药物引起的脂代谢异常、体重增加或肥胖不能一概而论。我们可以简单将精神药物分为容易导致肥胖的药物和肥胖风险较低的药物，后者如阿立哌唑、齐拉西酮、布南色林、鲁拉西酮等。

精神药物引起代谢异常和肥胖的机制是多方面的，主要涉及遗传、内分泌、炎症因子以及神经递质层面。通俗讲，精神药物不仅能增加食欲，还会抑制瘦素的作用，可以说这是部分药物固有的药理特征，只要用药就不能完全避免。我们只能选择代谢不良反应风险较低的药物，或者通过其他方式避免或减轻体重增加。

（2）**发胖有无其他原因？** 有时和门诊患者沟通时，医生会找一个不是那么恰当的例子说明情况。反问患者：街上经常能看到小胖子，他们大多数肯定不是服药的原因，他们为何那么胖呢？

发胖的直接原因是摄入的能量超出了个体正常需要量，核心是摄入/消耗失衡，摄入过多的热量会被身体转换为脂肪储存下来。开心时好友相聚总要撮一顿，此时的热量摄入量远超需要。正常情况下，我国当代成年人每天通过三餐摄入的总热量有7 500～11 300千焦就够了，依据体力劳动或者体育锻炼的情况，可以适当增高摄入量。如果大快朵颐一番，摄入的热量肯定超出了这个推荐的范围。可以设想一下，打个饱嗝躺在沙发上刷刷短视频，那不胖才怪。

人种差异及遗传背景也与肥胖关系密切。总体来说，黄种人用药后发生肥胖的风险属于中等。胖也是会遗传的，如果陪同来诊的父母都是胖胖的，我们可以预计他们的孩子也容易发胖。另外，即使不用药的患者，他们发生肥胖的风险也高于常人。显然，用药后会更提升肥胖的可能性和速度。

用药早期体重增加明显的患者，以后肥胖的可能性也越大，所以如果用药后体重增加超过7%，就要及时调整用药或进行其他有效干预。

（3）**懒和胖的关系。** 摄入过多，消耗过少是常态。对于住院的精神疾病患者，活动的空间有限，又常不愿意动，在生活习惯不良及药物的双重影响之下，胖起来是分分钟的事情。胖了就更不喜欢活动，雪上加霜。

（4）**胖和肿的区别**。胖是因为脂肪堆积，肿多数是水钠潴留。当然，两者也可同时存在，此时体重增加会更明显。药物引起的水钠潴留一般表现为双侧下肢水肿，也称凹陷性浮肿，中老年人更为多见。利培酮和部分抗抑郁药容易引起水肿。脂肪可以通过锻炼把它燃烧掉，轻度的水肿可以采用低盐饮食或在医生指导下使用利尿药物等方式消减。

我们希望你明白

（1）**精神药物不含激素**。精神药物也不会像糖皮质激素一样导致"满月脸、水牛背"，需要药物治疗的患者应消除"激素恐惧"。必须用药时，做好医患沟通，医生会尽量选择代谢风险较低的药物，若出现体重增加、月经紊乱，及时与医生沟通调整方案。理性看待精神药物的不良反应，勿自行停药，以避免病情复发。

（2）**慎用减肥药物**。一些市面上的减肥产品，其中所含物质不明，部分涉嫌违禁药物的使用，可能会加重精神症状，精神障碍患者不应自行购买使用。对于处方的有"减肥"作用的药物应在医生指导下使用。

（3）**健康的生活方式**。服药的患者更应重视体重管理，否则会明显损害健康。做到"管住嘴，迈开腿"才能有效管理体重，尽量避免常吃夜宵，尤其是高热量的食物。

（4）**定期监测代谢指标**。最简单的方式是捏捏胳膊或者肚皮上的脂肪厚度，称个体重或用皮尺量量腰围就很容易知道是否发胖了。此外，定期监测血脂、血糖等指标，可以早期发现代谢问题，进行必要的干预。

孕期如何用药

生育一个健康的孩子是准妈妈及其家庭的最大心愿，容不得半点马虎。那么如果准妈妈不幸罹患精神障碍，常用的抗精神病药或者抗抑郁药用还是不用？该怎么用？药物对胎儿的生长发育有何影响？这是精神科和产科医生常面对的问题。在讨论这个问题前，我们先看一个棘手的案例。

某孕妇小王，既往有精神分裂症病史，经过系统的药物治疗后病情缓解，也顺利结婚。因顾忌良多，女方婚前并未向男方讲明此事，婚后服药不便，计划备孕故停药。怀孕初期，家人照顾有加，也平稳度过。但好景不长，孕30周时，孕妇症状复发，兴奋躁动、行为紊乱，甚至有冲动伤人倾向。孕妇产检发现妊娠期高血压，产科医生认为有子痫风险，可能危及母胎安全，建议住院治疗，但孕妇的精神状态无法很好配合检查治疗，也会大大增加产科病房的管理难度和风险，需要精神科医生协助，尽快控制兴奋躁动的症状。精神科医生会诊建议用药，但家属和产科医生担心药物会影响胎儿发育，此时如果将这位患者收住精神科，又担心并发症会危及母胎安全。一时之间，医生也难以定夺。

这个案例虽比较极端，但如果在妊娠期精神疾病复发，将会给母亲和孩子的健康甚至生命安全带来严重伤害，而且处理起来也很棘手。事后，我们不免要问，如果她当时能和精神科医生好好沟通，带药怀孕是否就能避免如此窘境？

显然对重性精神障碍患者而言，停药势必增加复发风险，是否需要在备孕和孕期停药呢？如果继续使用药物，对母亲和胎儿到底有无损害？如果必须用药，能否通过合理的药物选择降低损害风险？相信这都是大家关注的问题。

重性精神障碍患者孕期用药

重性精神障碍患者孕期用药应权衡用药利弊。重性精神障碍（包括精神分裂症、伴有精神病性症状的抑郁发作、严重躁狂发作等疾病）患者往往病情严重，具有高自伤、自杀风险，目前主要靠药物维持治疗。停药后复发风险很高，如精神分裂症患者停药后一年的复发风险高达80%。一般而言，复发也更难治。故精神分裂症患者不能仅根据孕前症状缓解就轻易停药。目前研究提示，在孕期使用新型抗精神病药并未表现出对母胎有害，故减药、停药应十分慎重。而且，妊娠期特殊的心理和生理过程，还可能进一步增加复发风险，对于高自伤、自杀等风险的精神分裂症患者，如果在孕期停药病情未见复发，也不能掉以轻心。在胎儿分娩后人工喂养，及时就诊服药更为妥当。对具有高自杀风险的抑郁症患者，药物的使用也可参照上述意见。当然对一些轻微的抑郁或者焦虑体验，在妊娠期，药物治疗并非首选，相应的环境调适、支持性心理干预更为合适。

常用精神药物的风险

大部分抗抑郁药和抗精神病药的妊娠风险有可能有害，总体应慎用。具有妊娠高风险的精神药物应慎用/禁用。

应慎用/禁用的药物　苯二氮䓬类药物（俗称安定类，如阿普唑仑、氯硝西泮、劳拉西泮及地西泮）、碳酸锂、卡马西平、丙戊酸、帕罗西汀在美国食品药品监督管理局（Food and Drug Administration，FDA）的妊娠分级为孕妇慎用。而艾司唑仑为孕妇禁用。

FDA希望妊娠/哺乳期女性及相关医务人员能够更加及时、有效地获取最新的药品信息，以指导妊娠期处方决策。为实现这一目的，FDA制定了新的妊娠/哺乳期用药规则，要求药品生产商需在说明书中提供妊娠期、哺乳期妇女药物风险及获益的详细相关信息，包括药物是否泌入乳汁、是否影响婴儿等。同时，新说明书还将加入备孕男性应关注的条目。

妊娠期抗抑郁药使用与并发症

（1）新型抗抑郁药、抗精神病药与胎儿心脏畸形。早期的研究结果提示，服药会增加胎儿畸形的风险。该研究也分析了风险增加的其他原因：① 胎儿心脏畸形与抑郁症患者本身及其生活方式相关，如吸烟、喝酒和物质滥用，以及孕期营养不良、肥胖、糖尿病、高血压等慢性病，显然这些因素不利于胎儿的正常发育；② 额外的医学暴露，如更频繁的超声、羊水穿刺和胎儿超声心动图检查；③ 更高频次和细致的检查，更容易发现畸形。依据目前研究显示，妊娠早期使用非典型抗精神病药并不明显增加心脏畸形风险。

（2）低体重和早产。妊娠期使用抗抑郁药使低体重的风险增加约1.4倍，早产的风险增加约1.7倍，可见风险有增高。分析发现这与抗抑郁药使用的时间、剂量正相关，与药物种类无关。解释这个危险度时应考虑疾病本身的影响。

（3）妊娠后期使用SSRIs类抗抑郁药与新生儿肺动脉高压。目前数据显示暴露于SSRIs类药物（如氟西汀、帕罗西汀、舍曲林、西酞普兰以及氟伏沙明）的新生儿肺动脉高压发病率约为5‰，故在妊娠后期是否停药值得进一步研究。

哺乳期用药和男性服药问题

（1）哺乳期用药。多数精神药物均会通过乳汁分泌，如果母亲必须服药，应停止母乳喂养，改为人工喂养，避免婴儿摄入精神药物产生严重不良反应。

（2）男性服药会否增加胎儿风险。目前研究有限。而且在新药研究过程中，也需要男性的受试者保证采用可靠的避孕措施。近期研究提示，男性服用丙戊酸时，女方怀孕后胎儿的畸形风险增加，值得引起重视。但多数情况下，男性的药物暴露带来的风险会较女方服药的风险更低，而且在女方怀孕和生育阶段，男方也面临心理应激，容易导致疾病复发，此时规范的药物治疗也很关键。

我们希望你明白

（1）**重视药物的可能风险。**尽管用药直接导致畸形、低体重和早产、新生儿肺动脉高压的风险均低，仍应引起重视。

（2）**精神障碍本身与产科并发症相关。**抑郁症和精神分裂症疾病本身，及其一般健康状况和生活方式，对胎儿的发育不利；更仔细的精神检查能发现更多的胎儿畸形，畸形未必与药物直接相关；对高风险的重型精神障碍要充分考虑停药的风险。

（3）**慎重对待减停药物。**最后我们想说的是：孕期是否用药，是否在孕早期短期停药，是否可以减量，目前并无肯定推荐，应仔细评估药物治疗的效益和风险。**本书观点并不能代替你至专业的医生处就诊。**

08　思维障碍的心理干预

思维障碍为何需要心理治疗

　　心理治疗在你心中的印象是什么？我猜大概是赵本山小品《心病》里面讲的：不打针不吃药，坐这儿就是跟你唠，用谈话的方式给你治疗，简称"话疗"。谈话当然是心理治疗的主要方式，但也包括各式各样的行为训练，同时还需要配合药物治疗。对于那些想要探索自己的人来说，心理治疗可能是种消费品，但对于一些不幸患有精神疾病的个体来说，心理治疗则是种"刚需"。如果药物治疗是"鱼"，心理治疗是"授之以渔"的话，对于很多方面匮乏且急需帮助的人来说，两者都很重要。

　　身心关系一直是困扰人类的难题之一，从古至今，人类一直在试图了解身与心的关系及其相互作用的机制。医学界曾以二元论为主导，出现了仅关注致病生物化学因素的生物医学模式。但随着人类社会环境、生活习惯和行为方式发生的巨大发展，心脑血管疾病、肿瘤和精神疾病等已成为人类健康的主要危害，生物、社会和心理的因素都对其致病有重要影响，新的"生物—心理—社会医学模式"也应运而生：不但身体要好，还要有良好的心理状态和社会活动能力，以及较高的生活质量。心身同治的理念也越来越普及，心理干预不再是"锦上添花"，而是精神疾病循证治疗的支柱性手段之一。

心理治疗具体是做什么的？它的原理是什么？大众对其的了解很少，误解却很多。心理治疗有很多流派，每个流派都有自己的特色理论。但总的来说，都需要先和治疗师建立良好的治疗关系，在被理解和接纳的环境中，更深入地了解自己，看到自己的边界和问题，也看到自己的能量和资源。在此基础上，需要逐渐调整不良的认知和行为模式，调整不适宜的情绪反应，接纳不能改变的，改变能改变的，进而促进心理和生理的健康。

故事概要

初二的H同学情绪低落已经有一年半，小升初之后，学习就变得吃力起来。为了保证"别人家的好孩子"人设不倒，H咬牙每天多做练习题，但成绩仍旧很不理想。初二开始，H一想到第二天早上要上学，晚上就睡不着觉，痛苦得直流眼泪；早上起不来床，感到身体非常疲惫；强迫自己到达学校后，有心听课但老是走神；回到家作业也完不成，感到脑子变慢了。生活里没有快乐！H觉得自己又笨又懒又无趣，甚至多次想要离开这个世界……

　　H抑郁了，医生给她开了抗抑郁的药物并建议她接受心理治疗。对于H这样的抑郁症患者来说，他们的中枢神经部位的单胺类神经递质（如5-羟色胺、多巴胺、去甲肾上腺素）浓度低于正常范围。药物通过"少了就加"的逻辑，增加这些神经递质，改善H的抑郁症状。用药后她虽然感到了久违的平静，但仍然认为自己的努力都付诸东流，除了学习什么也不会，只会花钱，成了家里最没用的人。这样的负面思维需要心理治疗来处理。

　　在心理治疗中，最重要的治疗工具就是治疗师本身。好比学游泳时教练会托住你的腰，治疗师会和你一起创造一个允许犯错、允许脆弱的安全空间。在这里，那些被真正理解的歇斯底里的、悲伤无助的人会安静下来，打开心防，在这种良好的治疗关系中得到休息和疗愈。

　　治疗师："你可以告诉我，那时候心里很难过，为什么不愿意和爸爸妈妈讲呢？"

　　H："我不想把负面情绪带给他们，所有都是我的问题，而且告诉他们也没用啊。"

　　治疗师："但这样很累哦，一直自己忍着。"

　　H（哽咽）："是啊，真的很累……我曾经告诉过妈妈我很累，她让我加油克服。真的，我已经够努力了，还要我怎么样啊！"

　　H哭了很久，慢慢平静下来："哭得好爽啊！我在家里根本没法哭，我妈看到我这个样子她也要哭，我还要安慰她，更烦了。在这里，我只需要关注我自己就好。"

倾听、共情和支持，这是心理治疗中最最基础的技术。治疗师是一面会说话的镜子，帮H说出她的苦和累，通过倾听和共情建立了信任，让H感到被理解和支持，感到就算自己不好也不会被指责和抛弃，感到有人会陪着自己待在难受的情绪中也不会离开，感到自己的努力有被看到而不是被当成理所当然。

治疗师:"你说你是个完全没用的人，那有用的人是怎么样的呢?"

H:"会赚钱的，或者学习成绩好的。以前我学习成绩好，算是个有用的人，现在我成绩这么差，唉……"

治疗师:"听起来你的价值完全建立在成绩上了，现在这个价值没了，我猜你很不安，也很着急，想快点找个东西来体现自己的价值吧?"

H:"是的，但我不知道该做什么，我好像没什么喜欢的东西。"

治疗师:"这是肯定的，你的时间都用来思考学习和成绩了，剩下的时间就是和你的负性思维和负面情绪做斗争，哪有时间轻松坐下来想想你自己呢?"

H:"根本没有! 本来想着休学是个好机会，但我妈总催我，让我在家找喜欢的事情做，别整天玩手机，人都废了。但她这么一说，这件事反而成了一个任务，让我没有一点欲望去做。"

治疗师:"所以你很清楚，自己需要去找找除学习之外的重要的东西，只是你现在需要休息。"

H:"是的啊,我忍了一年半,现在才刚休学两周,我还没缓过来呢。"

治疗师:"而且好像你不喜欢被妈妈催,我感觉你妈妈把这件事看得太简单了,但对于你来说,这是一个很难的、需要你自己全权负责的东西,就像学习成绩一样。"

H:"对! 所以我没有动力,我不想做,我也不会做。"

治疗师:"那在找喜欢的事情上,你需要帮助吗? 还是你想完全自主?"

H:"我想我需要帮助。"

治疗师做的事情有时很简单,就是不重复H已经感到不适的东西,而是换个方向去做。比如H的妈妈只是期待孩子赶快做出改变,但她忽略了孩子也在期待她的帮助;比如H习惯性地感到自己很无助、很迷茫,但实际上她对自己的状态和未来的规划是很清楚的,她知道自己要做什么。所以有效的倾听和准确的共情,是贯穿心理治疗的始末的,它们持续维持着一个支持、包容、安全的环境,让人更平和地看到自己,并用自己的智慧来找到内心世界的平静。

思维训练

心理学流派众多，各流派也对思维习惯及其训练方法有所阐述。认知、行为相关的疗法在各个时代都有创新和变种，不同心理治疗方法有不同的手段来改变思维习惯。由于篇幅限制，我们仅以以下经典且实用的思维训练方法举例。

正念认知疗法

正念认知疗法（mindfulness-based cognitive therapy，MBCT）由辛德尔·西格尔（Zindel Segal）、马克·威廉斯（Mark Williams）和约翰·蒂斯代尔（John Teasdale）于20世纪90年代整合认知疗法与佛教正念理念发展而成，核心目标是预防抑郁症复发。MBCT认为，抑郁复发与个体对负性思维的自动化反应模式密切相关。患者常陷入"思维反刍"的恶性循环，例如将短暂的情绪低落解释为"我永远无法摆脱抑郁"。MBCT通过结构化八周课程，教授患者以非评判的觉察观察自己的思维流动，而非与之

对抗。典型练习包括"身体扫描"和"呼吸锚定",帮助患者区
分"思考的内容"与"思考的过程"。例如,当"我一无是处"的
念头浮现时,患者被引导将其标注为"评判性思维",而非事实
陈述。这种"去中心化"技术削弱了思维对情绪的支配力,逐
步打破"消极思维—情绪恶化—行为退缩"的链条。研究显示,
MBCT能显著降低杏仁核对负性刺激的反应强度,重塑前额叶的
认知调控功能。

接纳与承诺疗法

接纳与承诺疗法(acceptance and commitment therapy,ACT)
是由斯蒂芬·海斯(Steven Hayes)创立的,属于第三代行为疗
法,强调通过接纳与价值行动实现心理灵活性。ACT认为,思维
习惯的病理化源于"认知融合",即过度认同思维内容的真实性。
例如,当患者深信"焦虑意味着我即将崩溃",便会陷入逃避行
为的泥沼。ACT采用"认知解离"技术,比如将反复出现的负
面念头改编成童谣哼唱,或为其命名为"焦虑小剧场",以此削
弱思维的情绪绑架效应。另一核心技术是"价值澄清",引导患
者跳出"问题解决模式",转而思考"即使焦虑存在,仍可选择
怎样的生活方向"。在操作中,治疗师可能让患者绘制"生命罗
盘",标注健康、关系等领域的核心价值,并制订具体的行动承
诺。神经科学研究表明,ACT训练能增强前扣带回皮层对情绪冲
突的调节能力,帮助个体在思维风暴中保持目标导向行为。

辩证行为疗法

辩证行为疗法（dialectical behavior therapy，DBT）最初是由马莎·莱恩汉（Marsha Linehan）设计的，主要针对边缘型人格障碍，它融合认知行为技术与辩证法思想，强调"改变"与"接纳"的平衡。DBT将适应不良的思维习惯归因于"认知极端化"，如"要么完美，要么彻底失败"的非黑即白思维。治疗通过四大模块（痛苦耐受、情绪调节、人际效能、现实接纳），系统性地重塑个体的思维模式。例如在现实接纳模块的训练中，患者需填写"事实核查表"，逐条列出支持或否定其灾难化预测的证据，以此矫正过度概括的思维偏差。情绪调节模块则引入"相反行动"技术：当"没人关心我"的念头引发自毁冲动时，患者被要求主动联系朋友并记录对方反应，用行为实验挑战思维定式。DBT特别注重技能训练的生活化迁移，如通过角色扮演预演高冲突情境中的思维应对策略，逐步建立"灰色地带"的认知弹性。目前也广泛应用于进食障碍中，恢复患者和食物之间的关系。

焦点解决短期治疗

上述不同治疗流派都需要经过一定时间，有的时候并不能适用于所有场合。心理治疗总是给人花费时间、花费金钱的印象，而焦点解决短期治疗（solution-focused brief therapy，

SFBT）以"解决方案"而非"问题分析"为核心，广泛运用在例如心理热线、精神科门诊这样时间有限的场合。治疗师会引导来访者归纳自己目前遇到的问题，看看他们已经为这个问题的解决做出了哪些尝试，让来访者意识到自己有能力解决类似的问题。我们可以通过以下对话来了解短期治疗的主要技术。

来访者（L）："我最近工作压力特别大，每天加班到深夜，但领导还是不满意。我觉得自己根本处理不好这些任务，可能真的是我能力不够……"

治疗师（T）：（预设性提问）"听起来你正在经历一段艰难时期。如果现在有一个奇迹发生，今晚睡觉时所有问题都消失了，明天早晨你第一个注意到的变化会是什么？"（奇迹提问）

L："嗯……可能我会准时下班，回家后还能有时间看会儿书，而不是像现在这样焦虑到失眠。"

T：（例外询问）"你提到'准时下班'，过去有没有哪一周，你曾接近过这种状态？哪怕只有一天？"（寻找例外）

L："上个月有个周三，我确实按时走了，因为那天我提前列好了任务清单，效率特别高。"

T：（量尺技术）"如果用0到10分衡量，0分是完全无法应对当前压力，10分是理想中的从容状态，你现在给自己打几分？"（量尺提问）

L："大概3分吧。"

T：（应对提问）"3分意味着你已经做了一些有效的事来避免

情况更糟。能说说你是怎么维持住这3分的吗？"（探索资源）

L："比如我会在午休时散步10分钟，暂时清空大脑。还有，每周五和同事聚餐，吐槽一下也能放松。"

T：（关系性提问）"如果你的同事坐在这里，他们会注意到你的哪些行动，证明你正在向4分迈进？"（外部视角激活）

L："他们可能会发现我开始用任务清单管理时间，或者开会时主动提简化流程的建议。"

T：（追踪提问）"假设下周我们再见面时，你从3分进步到了4分，你会做哪些不同的事情？哪些现有的方法需要保持？"（构建未来行动）

L："我可能会把午休散步延长到15分钟，再尝试每天下班前花5分钟规划次日任务。和同事的聚餐要继续，但减少抱怨，多聊解决方案。"

T：（赞美技术）"你不仅清晰识别了现有资源，还制订了具体的改进步骤。这种自我觉察本身就是一种能力，而你已经证明了它的存在。"（赋能性反馈）

家庭治疗

原生家庭，四字一出，好像就可以在网络社群的评论区里免费观看"中国家庭吐槽大会"了。从家庭伦理剧《都挺好》到电影《抓娃娃》，每当一些经典的"中国家庭"模式被呈现出来，每个人或多或少都会从中看到自己曾经被对待的样子，从而引发大量讨论。这些讨论很有意义，它让我们有空间看到不同家庭面对相同问题时的不同方式，了解和谐家庭的共通之处，发现各种问题家庭存在的相似点，也让有相同糟糕经历的人能够得到情绪表达和些许慰藉。

故事概要

某个刚上高中的孩子，因为抑郁而休学，甚至出现了自残行为，父母吓得不行，急来寻求家庭治疗的帮助。这孩子从小自觉，学习成绩无须操心，但家长觉得学习好是理所当然，高学历的他们更希望孩子是全面发展、身体健康、开心快乐的，不要做无趣的书呆子。所以孩子妈妈会要求他去花时间干自己喜欢的事，要求他保证好睡眠以及体重。孩子爸爸虽然觉得妈妈对孩子管得有点多，但家里一切平稳也没啥可说。这样一个"鼓励孩子发展的民主家庭"怎么会有问题呢？

让我们看看孩子的状态，他白天在学校"理所当然"地努力学习，晚上在家还要努力去找自己喜欢的事，不能三分钟热度，不能失眠，不能长胖。在家里和学校里，他都要求自己要表现好，那放松的时间在哪里？这太累了！累的人当然有情绪，这个孩子能忍到高中，已经是拼尽全力了。妈妈的一手操办让他没有动力去了解关于自己的一切，爸爸对他干事三分钟热度的指责也减少了孩子探索自己的欲望。而且爸妈喜怒不露于色，有情绪也会背着孩子，夫妻俩自行解决，这让孩子没法学习到自然流露的情绪表达，也认为抑郁全是自己的问题。这些思维误区和观念错配都可以在家庭治疗中得到调整和改变。

你了解自己拥有一个怎样的家庭吗？家庭治疗创始人之一的维吉尼亚·萨提亚（Virginia Satir）向你提出三个问题。

（1）你对现在的家庭生活感到满意吗？

（2）你觉得家里人都似朋友般亲切、彼此爱护、相互信任吗？

（3）作为家庭成员的一分子，你认为这是件令人愉快的事情吗？

如果你的答案是否定或者不确定的，那你的家庭或多或少存在一些问题。生活在问题家庭中的人很容易感受到不适，这里的每一个人都在忍受和煎熬。家庭中可能有人想要改变，但因为各种原因缩了回去，好像只能"卧薪尝胆"或者"转身离开"。这时你可能需要家庭治疗来帮助你和你的家庭。

什么是家庭治疗？

家庭治疗，顾名思义，是把家庭当作治疗对象，可以包括青少年和他的家庭，老年人与其照顾者，夫妻，离异、再婚、重组家庭等。它的核心在于"从个体转向关系"。简单来说，一个人有问题了可能意味着他的家庭也有问题了，他存在的功能失调和不良行为代表着一个有问题、需要重建的家庭关系。家庭治疗不是判决谁该为现状负责的法庭，而是一起去探索有问题的部分，用新的、有效的方式来重新看待这些问题。当家庭了解到什么在阻碍着他们时，就可以寻找新的方法去做点改变。当整个家庭做出了调整和改变，有问题的个体会有所改善，其他家人也会感到疗愈并看到希望。这也许能够解释家属的一个问题"明明是他生病了，我为什么也要来参与治疗"的原因。

什么时候我需要的是家庭治疗，而不是个体治疗呢？

当你发现在个体治疗中无法处理一些源自家庭的冲突，或者在个体治疗中带出的理念和技能无法在家庭生活中帮助你，这时你可以尝试家庭治疗。另外，当有些家庭成员强烈要求必须参与你的个体治疗，或者家庭对于你的状况展现出过分的忽视或焦虑，或家庭成员对你的个人成长起到了阻碍作用，这时也可以考虑家庭治疗。

家庭治疗可不是给父母开"批斗会"

这可能是很多父母所担心的问题。家庭治疗的主题并不是指责父母，可能父母已经尽了全力，但他们没有办法给孩子自己没有体验过的东西。而且我们也知道做一个好父母，经营一个幸福家庭是很复杂、很需要智慧的工作。在家庭治疗提供的安全环境中，每个人都可以畅所欲言，表达以前不敢或没机会说的话，这样我们才能听到彼此的真实想法，发现各自的差异，找到问题所在。

家庭治疗都需要谁来参加呢？

一般来说，我们会最先邀请你认为与你的困扰最相关的家庭成员。除此之外，愿意参与治疗的家人，或受到你问题影响的家人都可以被邀请进入。但治疗不是围城，已参加的家人可以离开，没参加的也可以出席，每次的成员可以发生变化。当然在实际临床工作中，存在很多"错位"和"棘手"的情况，比如被推到治疗师面前的可能是家庭里最被动的人，最常见的就是休学在家但感觉良好的孩子，他们并不是家庭中最痛苦、最着急的人，他们的父母才是。这时或许可以选择"一个人的家庭治疗"——短程家庭治疗。在这里，我们只和家庭中最渴望发生改变的那个人开展工作，而不是和家庭觉得最有问题的那个人开展工作。

认知行为治疗

"你是不是强迫症啊!"是现在年轻人经常挂在嘴边的玩笑话,常用来调侃身边有点完美主义、较真儿的人。其实,每个人在生活中多少都有些小"怪癖",但相比起真正达到强迫症诊断的人来说,都无伤大雅。对于真正有强迫症的患者来说,他们对身处的真实世界不够信任,会被那些反复持续闯入脑海的想法困扰,从而不得不去做一些自知没必要却停不下来的重复刻板的行为,来抵消掉自己的焦虑和担心。但这只是暂时的。为了帮助这些患者,心理治疗师会引导他们进行一场"大冒险"!

故事概要

有一位特别害怕被毒害的强迫症患者,他住在乡下,每当看到无人机往农田里撒喷剂时,就感觉这些不知名的化学药剂已经被精准吸入他的肺里,它们在体内大杀四方,把内脏腐蚀得千疮百孔,最终他会因此痛苦死去。后来他担心自己外出后身上也会沾上这些浮在空气中的无色无味的化学分子,索性减少出门次数，或一回家就要把穿出门的所有衣服洗掉，自己也要洗上一个小时以上的澡，才算无毒安全。在他看来，从外面回来的家人也是身携"毒液"的，家人经常触碰和活动的地方，他都会最大限度地避免接触。家人尚且如此，更何况是经别人手送到家里的快递，这更是"毒上加毒"，十分可疑！

这一切的强迫观念和行为都让他的生活异常痛苦，工作岌岌可危，家人也深受其害，他赶来医院迫切寻求可以解脱的方法。认知行为治疗可以帮助我们的苦主看清他究竟在害怕什么，并用科学暴露的方式渡过强迫带来的焦虑漩涡，但在快速上升的焦虑激流中做"漂流冒险"不是一件容易的事情。

这次到了治疗的中期，我们根据曾讨论制订的暴露等级，选择"取快递"这个情景来进行工作。

治疗师："你在取到快递时，会想到什么呢？"

回答："快递可能被人下毒了，而我没发现，使用了它们，就被毒死了。"

治疗师："有更多细节吗？比如为什么会给你下毒？怎么做到的？会让你感觉怎么样？"

回答："我和邻居吵过架，我担心他们怀恨在心。就比如我买了个碗，我担心邻居会从驿站取走我的快递，把我的碗浸泡在那种无色无味的有毒化学药水里，然后取出风干，毒液分子都浸入碗的瓷釉中，然后重新打包后放回去。我要是用了这个碗，皮肤、肺里和食管里都是毒，破坏我的细胞，损伤我的肺部，我会非常痛苦，在医院身上插满管子，最后死于多器官衰竭！"

治疗师："很好，现在请你把刚才说的写在纸上，越逼近你脑海中的画面越好。现在请你边看边念自己刚写下的东西，接下来50分钟，进行想象暴露，在脑海里越真实演绎越好。"

（5分钟后）治疗师："我看你脑门的汗一下子出来了，我猜这个场景已经有效激发你的焦虑了。想问问你在这5分钟里身体有什么感受，想了些什么？"

回答："我感觉很紧张，难受程度可以打60分。身上绷得很紧，心跳很快，后脑勺也在惴惴地跳，还憋气，呼吸不上来，我刚安慰自己'这都是我想象的，不是真的'，就好一些，但是你要求我去不断地想这些场景，我就又紧张起来了。"

治疗师："这种安慰想法也是强迫行为的一种。练习的时候，你想象的就是真的，不要安慰，充分暴露在焦虑中。"

（又5分钟后）回答："我这次意识到我又在安慰自己了，就赶快停住，我开始想那些毒液分子进入碗的具体过程，即使那些是微观世界的过程。我难受程度到了63分，我意识到自己又开始憋气了，我尝试正常呼吸。"

在50分钟的"大冒险"中，他的难受程度经历了上升和持续缓慢的下降，并保持平稳，完成后他觉得很累，但是很有成就感。

一周后再见面。

回答："我回家后自告奋勇取了很多快递，按照练习的方法去暴露。我还是感觉它们有毒，但是焦虑的时间变短了很多，我知道我的焦虑会上升，也会下降，上升到最高我也有预期它之后会降下去，这让我感到好受一些。我还是会去做一些确认，但我会意识到这是强迫行为，也在有意识减少，我爸妈说我没那么神经兮兮了。"

"大冒险"先告一段落，我们来复盘一下这位勇者的认知行为治疗的闯关之路。

第一关：开箱验货

治疗师首先要了解你的问题、思维模式和行为习惯。就比如我们知道这位患者不是怕脏，而是坚信每个快递盒都有毒，摸了必中毒，中毒必暴毙！这样具有威胁性的想法会瞬间拉满焦虑值，身体开启战斗或逃跑模式，行为逐渐离谱：淘宝客服被问出工伤，父母沦为皇家试毒官，抱紧自己给自己打上"都是假的"的思想钢印……这些行为只能暂时有用，但治标不治本。回避真正的问题，只会让生活中有毒的东西越来越多，生活越来越受限。

第二关：立科学的 flag

治疗师会与你共同制订具体、可实现的治疗目标。相比起成为不怕任何毒的人，回家洗手不洗澡，纠结时间减半，就是更具体现实的目标。虽然理想的情况是你之后再也不会焦虑，但更现实的情况是你可能还会，但你受到的影响程度会大大降低，有一点进步就算成功。

第三关：循序渐进的大冒险

治疗师会陪你做实验，做暴露来进行干预，用真实的新经验挑战你的旧思维。摸门把手、取快递等会拉高焦虑值的日常情景正是量体裁衣的"大冒险"素材。治疗师会和你一起讨论这些冒险的挑战难度指数，并形成排行榜，之后会按照这个顺序升级打怪。主观痛苦程度就是游戏血条，随着你一次次面对难关，快递盒对你的"伤害"越来越低，最终勇者发自内心地相信："原来我不做那些行为，我的焦虑照样会下降，我也没有死掉!"从此大脑弹幕从满屏"要死要死"变成"就这? 就这?"。同时，在暴露和实验中的积极有效的方法也让我们有新的选择来面对生活中的困扰。

第四关：家庭作业

诊室是迪士尼，现实才是荒野求生，你需要在日常生活中不断练习，就像学外语一样，每天练习才能活学活用。

布置的作业包括但不限于如下内容。

（1）每周至少一次无防护拆快递成就（0/1）。

（2）记录每次练习中的各种感受（身体、想法和情绪）。

最后拿着这一周的存活感言，与治疗师讨论其中的疑惑、困难和感悟。

第五关：进度条拯救计划

治疗师会定期打开"已获得成就"，和你停下来欣赏一下你的努力。也会视情况来调整治疗计划，尤其当你卡在某个困难的阶段，或者之前的练习效果不够稳固时，会开启支线：存档重读。这并不是退步或者卡bug，而恰恰说明这是你最在意也是最艰难的难关，放慢脚步是更聪明的做法。

认知行为治疗可以帮助精神分裂的那种严重的心理精神问题吗？

对于精神分裂的患者，认知行为治疗作为药物治疗的辅助手段，已被证明可以显著改善他们的功能和提高生活质量，可以帮助患者应对幻觉、妄想等症状，改善服药依从性，提高社交技能，并减少复发风险。比如帮助他们识别并挑战对幻听的负面解释（如"这些声音是真实的，我必须服从"），建立更现实的认知（如"这些声音只是我的大脑产生的"），或者可以去做现实检验，询问他们最信任的人是否现在真的有人在说话，来更好判断现在是不是幻听。

人格重塑

人格，是一个非常抽象的概念，它是构成一个人的思想、情感及行为的稳定而统一的独特模式。其中"多重人格"尤其受到影视剧的青睐，舞出绝命芭蕾的白羽黑翼《黑天鹅》，灵珠魔丸共身的敖丙款正版《哪吒》，极具反差和戏剧性。人格除了可以分裂，还可能存在"发育不良"。就像身体和心理会生病，低水平的人格之上，也难以孕育成熟的自我和良好的人际。

自《再见爱人》综艺大热后，网络上关于自恋型人格障碍（narcissistic personality disorder，NPD）以及边缘型人格障碍（borderline personality disorder，BPD）的讨论也逐渐增加。在心理热线的接听中，好多来电者吐槽身边人时，直接给对方贴上了NPD或者BPD的标签。疑似人格障碍表现的人在生活中确实也不少，但也没有这么容易被确诊。当他们寻求治疗时，往往是因为受困于抑郁或焦虑，而非人格障碍的表现。一旦专业人士怀疑其有人格障碍，会使用特定的诊断标准和复杂的诊断工具来鉴别和评估。人格障碍治疗的金标准是心理治疗。在通常情况下，人格障碍对药物治疗不敏感，但某些药物可以有效地针对其抑郁、焦虑等特定症状。人格"生病"的核心是身份认同紊乱和人际功能问题，即一个破碎混乱的人发展出一段段破碎混乱的关系，伤人伤己。

故事概要

在诊室里，女士L描述了和一系列前男友的短暂关系，这些关系总是以悲剧收场。当与男友的感情发生变化时，她发现她很难控制住强烈的愤怒，甚至会在社交媒体公开辱骂对方并威胁自杀，以致对方疲于应对，逃之夭夭。在人际交往中，她表示自己有一群朋友，但比起朋友，更像是相识但不熟的人，他们来了又离开，一个长期稳定的都没有。自从大学毕业后，她换过很多工作，总因发生严重人际冲突，对工作内容感到枯燥乏味，觉得毫无意义而多次跳槽。她想不出来自己愿意干什么，大部分时间都感到不满和不快乐，长期的空虚感让她备受折磨。当被问及她如何看待自己时，她觉得自己比别人"更聪明、更有魅力"，但她也表示，这种好的看法有时会崩溃，让她感觉自己"骨子里是个失败者"。

针对她的情况，心理治疗中的辩证行为疗法（dialectical behavior therapy，DBT）和移情焦点治疗（transference-focused psychotherapy，TFP）都可以帮助她。

辩证行为疗法：技能学习，对症下药

治疗师："我们上次提到要一起分析你和男友吵架后威胁自杀的那件事，现在你准备好聊聊了吗？"

L："嗯……其实我不想提，反正每次都是这样，我说要死他就服软……"

治疗师："我明白，重复这样的模式让你很累。为了减少这样糟糕的体验，我们得看看当时到底发生了什么，才能找到改变的机会。比如吵架前你在做什么？"

L："我在家等他消息啊！他明明说好下班打电话，结果等到10点都没动静……我刷了他朋友圈，发现他两小时前还点赞别人的动态！"

治疗师："所以诱发吵架的事是'发现男友点赞别人却没回你消息'，对吗？"

L："对！他根本不在乎我，假惺惺的，跟以前那些人一样……"

治疗师："先不急着下结论，我们一步步来。你当时的身体感受是什么？比如有没有呼吸加速之类的？"

L："当时我手抖得拿不住手机，胃一下子就感觉被绞紧了，呼吸特别快……我现在想起来都气！然后我开始在房间里来回走，摔枕头，把他的衣服都扔在地上。"

治疗师："很清晰的觉察！当时心里有哪些强烈的情绪呢？"

L（哽咽）："愤怒……还有害怕。怕他又像前任一样抛弃我。"

治疗师："愤怒和恐惧交织在一起，一定很难承受。那当时你脑中有没有闪过什么自动出现的念头或者画面？比如'他这么做是因为……'"

L："有的！我想'他故意冷落我''他肯定觉得我烦''没人会一直爱我'，我想起之前那种失望的眼神。"

治疗师："这些念头像滚雪球一样加重了情绪，然后你采取了行动——给他发了20多条消息，并在朋友圈里发那些让人生气和伤心的话，最后威胁自杀。做完这些，你感觉如何呢？"

L："一开始有种报复的快感，但看到他真的打电话来，我又觉得自己很烂很恶心……"

治疗师："短期来看，威胁能够让他立刻关注你，但长此以往却让你更自责，你们之间的关系也更脆弱。如果在'手抖想发消息质问'和'真的发出自杀威胁'之间插入一个暂停键，你觉得哪里可以打断这个链条？"

L："可能……在拿起手机的时候？但当时根本控制不住。"

治疗师："完全可以理解，当时的情绪已经超过你的载荷，过去熟悉的模式就会自动接管你的身体。这就是我们需要练习STOP技能的原因——它像紧急刹车一样帮你夺回控制权，让你停下看清自己在做什么。还记得STOP的四个步骤吗？"

L："stop停下，take a step back后退一步，observe观察，proceed mindfully正念行动？"

治疗师："没错！我们来试试重现当时的场景，我陪你一步步应用技能。打开你手机那天的微信页面，回想当时的情境——"

　　辩证行为疗法使用行为链分析，帮助L将危机事件分解为可干预的环节，打破L完全被情绪控制的模式，这样就有机会在情绪与行为之间插入具体技能（如STOP技能）来产生与之前不一样的结果。当然，这只是对边缘型人格障碍治疗中的一个小片段，见效不可能这么快。治疗师需在每一次L出现问题时，帮她看到自己多疑、偏执和极端的部分，反复指出不良行为及其后果，反复练习新的、更好的处理方式和技能，才能帮助L改变其适应不良的行为和错误的观念。

移情焦点治疗：整体调整，探索修通

　　L在治疗中迟到15分钟，进门后沉默许久，突然指责治疗师冷漠无情。

　　L："你根本不在乎我！上周我说想自杀，你只是冷冰冰地问'当时发生了什么'，根本不关心我！"
　　治疗师（平静）："我注意到你现在非常愤怒，能多描述一些这种'冷冰冰'的感觉吗？比如我的语气、表情哪里让你觉得被忽视？"
　　L："你……你每次都在笔记本上写个不停，连头都不抬！我说要死的时候，你根本无动于衷！"

治疗师："所以我记录东西没有立刻安慰你，让你感到被冷落了，对吗？这让你联想到什么其他经历吗？"

L（停顿）："我爸妈就是这样……小时候我磕破腿了，坐在地上哭，他们只会说我不听他们的话摔了活该，让我自己忍着。"

治疗师："这很重要。我注意到在这里似乎你对我同时存在两种体验：一个是现在忽视你痛苦的冷血治疗师；另一个是上周约定和你共同面对自伤的好人。我很好奇这两者是如何在你心里共存的呢？"

L（烦躁）："我不知道！有时候觉得你特好，有时候又觉得你虚伪敷衍……"

治疗师："这正是我们工作的核心——就像你对男友的体验一样，你的感受在'全好'和'全坏'间剧烈摇摆。在现实生活中，我可能既有认真工作的一面，也有让你不满的一面。我有一个假设，当你感到脆弱时，会立刻将我体验为'冷血的父母'，这或许是因为这种熟悉感让你安心，因为你知道如何应对这种关系。而如果我表现出关心，你可能更恐惧，因为那意味着要面对未知的亲密。"

L："胡扯！谁不想要关心？我只是不信你真心的，如果我不花钱找你做咨询，你还会关心我吗……"

治疗师："这正是矛盾所在。你渴望被关心，但一旦感受到善意，就会怀疑背后有陷阱，比如我要赚你的钱。于是，你通过激怒我来验证'所有人终将抛弃你'的想法，比如上周威胁终止治疗，这样你就无须面对'依赖我可能被伤害'的恐惧。"

L："也许吧。但你怎么证明你和他们不一样？"

治疗师："我不需要证明自己'全好'。但我们可以观察一个事实：尽管你攻击我冷血，但我仍在这里和你讨论这些感受，没有逃离或报复。这是否与你过去的经历不同？"

L："是的，他们会直接摔门走人，或者骂我矫情。"

治疗师："所以，我们现在正在打破那个循环。接下来，每当你感到我'冷血'时，我们可以做两件事。第一，想想这个感受是否重现了过去的某种关系模式？第二，观察现实，看看我是否真的如你想象的那样反应？比如现在，你认为我在'冷冰冰地记录'，而实际上我正在专注倾听，并思考如何帮助你。"

在刚刚呈现的治疗片段中，移情焦点治疗关心 L 在治疗中的即时体验，帮助 L 关注、描述和探索她在治疗过程中的想法、感受和行为。L 的早期经验（冷血父母—无助孩子）在现在的人际模式中重现（冷血男友—无助女友），并且在与治疗师的关系中也展现出来（冷血治疗师—无助患者）。她通过无意识诱导别人扮演"冷漠者"（如通过威胁自杀，指责治疗师来测试耐心），以此验证其"终将会被抛弃"的想法。但治疗师跳出了这样的循环，运用当下发生的情感交流，反复讲明 L 的模式，带其面对自己的矛盾和分裂体验以及学习更好的与人互动的方式，并带回到生活中。

对于边缘型人格障碍，怎样判断自己适合辩证行为疗法还是移情焦点治疗呢？

如果你或者你的家人急需解决你的自伤、冲动、情绪失控等行为，辨证行为治疗可能更适合你。它可以提供很多技能来帮助你管理情绪，处理人际，减少危险行为。如果你现在的症状相对稳定，渴望理解自我、修复关系，移情焦点治疗可能更适合。它可以帮助你在自我身份认同和人际问题上有整体的提升。

人格障碍的干预需要多长时间？

人格障碍的改变是缓慢的，毕竟人格的形成本身就是缓慢的。对于人格障碍的心理治疗，无论哪一种，都是以年为单位起步的，随着时间的推移，个体可能会逐渐变得稳定灵活。

还有什么心理治疗可以帮助"人格重塑"吗？

图式疗法和基于心智化的治疗可以帮助人格障碍患者。另外，针对情感失调（如边缘型）可以用辩证行为疗法，针对认知扭曲（如偏执型）和焦虑害怕（如强迫型）可以用认知行为疗法，而自恋型人格障碍需要耐受挑战的动力性关系，移情焦点治疗更适合他们。当然一切的治疗都要保证安全，严重的个案需要先处理危机行为（如自伤）后，再深入探索内在冲突。

社会功能康复

社交隔离是许多思维障碍患者可能面临的挑战之一。有许多原因可能导致他们出现社交隔离：① 由思维障碍所导致的不安全感；② 社交技能的缺乏；③ 药物副作用导致的体型发胖或过度嗜睡阻碍了社交可能；④ 合并的阴性症状让其没有社交动力；⑤ 社会的偏见与歧视带来的病耻感。

社交隔离对于思维障碍康复的危害是深远的，它不仅会加剧患者的孤独感，还会削弱患者的社会支持网络，促进负性思维的强化，延缓社会功能的恢复，从而导致患者长期无法融入社会。因此，从社会层面为他们提供干预，而非只是简单地控制患者的症状，使其能够回归社会，这样的治疗才算作成功。

故事概要

小王的故事是许多思维障碍患者的缩影。他20多岁时开始发病。最初表现为被害妄想，他怀疑身边的同事和领导都在合谋陷害自己。随着妄想的加重，他逐渐开始回避与同事的接触，害怕"危险"的工作环境，最终辞去了原本稳定且令人羡慕的工作，转而彻底陷入了对社会的隔离中。他不再与朋友和家人外出，也不愿意与外界有任何接触。他变得越来越沉默寡言，所有的社交场合对他来说，都变得如同一个无法逾越的障碍。由于长期的社交隔离，小王的自信心逐渐消失。他开始对自己的未来失去希望，觉得自己再也无法回到曾经的那种社会角色。

他因此就医，可药物治疗虽然在一定程度上缓解了他的症状，但在面对社会和他人时，他依然感到深深的自卑与恐惧。由于长期脱离职场，他的技术能力已经无法适应市场的需求，想要追赶也很吃力。与此同时，长期服用抗精神病药物也让他体型过胖，这让他感到更加羞愧和自卑。他开始拒绝面对任何求职的机会。更让他感到无助的是，生活的经济压力逐渐压垮了他。父母的养老金无法支撑他对未来的任何期望，更不配拥有爱情。这种内心的挣扎和自我否定让他陷入了更深的孤立。他与世界之间的联系变得越来越薄弱，最终将自己彻底封闭在了一个没有出口的角落里。

就在小王陷入孤独和绝望的泥沼时，社区的精神健康社工李老师注意到了他的情况。李老师通过社区了解到小王的病史和生活状况后，决定为他提供帮助。她先与小王进行了详细的沟通，耐心地听小王诉说他的困扰，在建立了信任关系后，帮助他分析问题的根源。小王的情况不仅仅是精神障碍造成的，更重要的是他由于长期的病耻感和社会隔离，产生了深刻的自我否定。

多管齐下解困境

为了帮助小王走出困境,李老师为他制订了一套具体的服务计划,包括了心理支持、社会技能训练、职业培训等多个方面:

首先,她为小王安排了定期的心理疏导,帮助他处理内心的焦虑和病耻感。通过认知行为疗法,李老师引导小王改变对自己和世界的负面认知,帮助他重新建立自信,逐步面对曾经的社交恐惧。

其次,她帮助小王找到了一个志愿者岗位,让他重新体验与他人互动的感觉。虽然工作内容不复杂,但这是小王重新融入社会的重要一步。李老师还联系了一些职业培训机构,帮助小王在专业技能上有所提升,并为他提供了与其他同学互动的机会。

最重要的是,李老师鼓励小王加入社区的精神障碍患者同伴支持小组,与其他患者一起分享经验和支持。这个小组成为小王的一个重要支持网络,他逐渐感受到自己并不孤单,其他人也在与类似的困境斗争。通过与他人的互动,他逐渐放下了对自我和他人的偏见,学会了重新接纳自己。

通过李老师的帮助,小王的生活开始逐步发生变化。他逐渐从自我隔离中走出来,重新建立起与他人的联系,并且在社区内找到了新的归属感。虽然康复之路并不平坦,但他已经不再是那个对未来绝望的男人。他开始参与一些轻松的社交活动,接受了自己身体的变化,并学会了如何与自己的病情共处。

思维障碍的社会干预是指在思维障碍患者的治疗和康复过程中,社会支持系统的各类措施与资源的综合运用。与单纯的医学治疗不同,社会干预强调的是通过社会环境、社区支持、家庭参与以及工作和生活技能的提升等多方因素,帮助患者从心理、情感和社会功能等多个维度得到恢复。社会干预不仅关注患者的精神症状,还注重改善患者的社会适应能力,帮助他们重新融入社会。

小王的故事告诉我们,思维障碍的康复并非仅仅依赖于生物医学的干预,社会干预更是不可或缺的一部分。通过心理支持、社交技巧训练等多层次、多维度的社会支持,以及依赖社会的理解、接纳和支持,患者能够获得更好的治疗效果和更全面的康复。在未来的精神健康干预中,社会支持和社会干预应当成为治疗过程中的重要组成部分,帮助更多的患者走出孤独,融入社会,过上充实而有意义的生活。

数字疗法

近年来，随着 AI 和移动互联网的发展，心理健康领域与其他任何领域一样，也迎来了一场"数字革命"——基于手机应用、可穿戴设备或虚拟现实（virtual reality，VR）的数字化心理治疗工具逐渐进入大众视野。数字化的心理治疗工具提供了一种非药物选择，或许可以帮助患者及时、个性化地获得安全有效的心理治疗。

数字疗法是一种基于软件程序或智能设备的治疗方案。在美国，数字疗法需要通过质量评估，并经过美国食品药品监督管理局的审批后，才可以进入医生的处方列表。它可以独立使用，也可以与药物、设备或其他疗法配合使用。你可以理解成，以往你是去病房取药，但现在你的药物更换为某款手机软件或类似手环一样的智能设备。

与传统心理治疗不同，数字疗法更注重标准化、可及性和数据驱动。如美国数字疗法公司 Pear Therapeutics 推出的 reSET &

reSET-O软件，它用于治疗物质滥用障碍、阿片类药物成瘾。这款软件基于认知行为疗法，给患者带来12周的课程，其中核心治疗课程侧重于建立基本的认知行为技能和预防复发的技能，补充课程则涵盖了其他帮助患者更好生活的主题。如大冢制药公司（Otsuka Pharmaceutical Co., Ltd.）推出的DTx软件，用于重度抑郁症的治疗，需配合抗抑郁药使用。该软件可以提供认知情绪训练，患者通过识别和回忆不同情绪的面孔来提高对情绪信息处理的认知控制。如Akili Interactive公司开发的基于游戏设备的EndeavorRx，它主要用于8～12岁有注意缺陷与多动障碍的儿童患者，使用游戏的方式改善患者的疾病症状。

数字心理治疗可以依靠互联网，突破物理空间和时间的限制，针对患者的情况进行个性化定制。无论身处哪里，在需要的时候，只要有一部手机，患者都可以非常方便地获得高质量、标准化的治疗。另外，数字心理疗法有时也可以依赖相关的硬件设备，获得患者都没意识到的真实且有用的数据，如用于创伤后应激障碍和恐慌症的Freespira，通过传感器监测呼吸频率，引导患者调整呼吸节奏以缓解焦虑，防止病情恶化从而减少住院。一些针对心理亚健康人群的数字化心理服务，或许可以减轻一些人不想去医院看病的心理负担，能够自助式地获得自己需要的帮助。

国内对数字疗法目前处于一个逐渐认识的过程，整体来说并不排斥，其现实的需求也确实在逐渐增加。近年来，一些本土化数字心理服务产品逐渐出现，相关企业在大力布局相关产业，大型三甲医院也在试点，并尝试引进一些设备。

数字心理治疗并非要取代传统心理咨询，而是为患者提供更多元的选择。对于轻度及中度心理问题，它可能是便捷的"第一道防线"；对于重症患者，则可作为药物或面诊的补充。在中国，这一领域仍处于起步阶段，但随着政策的支持和技术进步，未来或将涌现更多本土创新方案，让心理健康服务真正实现"触手可及"。

09 思维障碍的物理调控技术

物理调控疗法有哪些

门诊上经常遇到对精神科药物治疗存在顾虑的患者和家属，询问医生除了用药以外是否还有其他副作用更小的治疗方式。物理治疗就是精神科领域一种有效的非药物治疗。物理治疗，顾名思义，主要通过电、磁、声、光等外界物理刺激来作用于人体，以改善症状治疗疾病。临床上，对于无创伤的物理治疗，患者和家属大多能接受。而一旦涉及有创操作的物理疗法，往往也会存在担心，害怕身体受到损害。比如争议最多的MECT治疗，可能受到一些影视作品以及网络传播上相应渲染，让患者和家属望而却步。那么精神科的物理治疗究竟包括哪些？不同的物理治疗适合哪些患者，都有哪些不良反应？下面让我们通过实际的案例引入这个话题的讨论。

故事概要

有一次，门诊来了位中年白领女性，一进诊室便看到她面容惆怅、眉头紧蹙。询问之下，她称自己觉得压力大、不开心已有段时间，也在网上查询了自己的症状，可能有抑郁情绪。本来想来精神科门诊看看，但一看到网上说精神科用药的种种不良反应，就退缩了。来门诊前，这位女士明显感到情绪问题影响到自己生活了，才抱着试一试的态度前来就诊。

与她仔细交流和评估后，发现她确实存在中度抑郁症状，达到了需要治疗干预的程度。然而，是否需要用药，又让她陷入了两难的选择：如果用药的话，她很担心药物潜在的副作用；不用药的话似乎又无法通过自我调节从低落的情绪中走出来。综合评估她的情况后，医生提出了新建议，提议她可以暂时不用药，先尝试心理治疗、物理治疗看看能否改善情绪。听到物理治疗这个名字，她眼前一亮，想详细了解一下物理治疗的优缺点。

医生："在精神科，物理治疗一般是指采用电、磁、光等物理技术刺激大脑或外周神经以达到改善症状的方法。"

问："'电击治疗'我好像听说过，是把人给电晕过去吗？"

医生（笑）："您说的应该是'电抽搐'治疗，一般在影视剧中会用比较夸张的手法展现。其实我们治疗用的电、磁刺激量都是人体可以接受的程度。比如说大家比较熟悉的'电抽搐'治疗，现在治疗前都会进行麻醉、放松肌肉，治疗过程并不会产生抽搐，也不会感到痛苦。"

问："还有需要麻醉的物理治疗呀，那打麻醉药会伤脑子吗？"

医生："'电抽搐'治疗所需要的麻醉时间是很短的，麻醉药物对大脑的影响很小。但这个电刺激本身可能对近期记忆有所影响，治疗后会逐渐恢复，一般对以前学到的知识、技巧影响不大。"

问："我现在这种情况需要做'电抽搐'治疗吗？"

医生："您现在的情况不需要，因为这种治疗一般针对有严重抑郁情绪或者有自杀、冲动风险的精神障碍患者。您目前比较适合的可能是重复经颅磁刺激治疗。"

问："这个磁刺激治疗是怎么操作的？也需要打麻药吗？"

医生："不需要，这个治疗就是在头皮上放一个磁头，通过局部的磁场发放影响神经元的电活动。"

问："这么神奇吗？这个做几次会有效果呀？"

医生："一般是10次一个疗程，需要1～2个疗程能达到改善情绪的作用。"

问："做这个治疗，我就不用吃药了吗？"

医生："我们可以先试试看，疗效好可以暂时不用药物。但也有患者可能反应欠佳，那还是要考虑用药的。"

经过一番讲解和沟通后，这位女士终于舒展眉宇、放下了担心，决定试试看重复经颅磁治疗和心理治疗来改善情绪。后期，经过几次调理，加上工作压力的减轻，她的情绪得到了改善，收获了较为满意的治疗效果。

物理治疗发展

长久以来，物理治疗是精神科除药物治疗外的一个重要辅助疗法。历史上，它的发展与进步，受到了人类各个阶段的医学科学水平、对疾病的认识以及哲学观点的多重影响。很早以前，人们就认为精神疾病是"患者的脑中进入了魔鬼"，需要采用"环钻术"将魔鬼从患者的头颅内驱除，该治疗方法让人不寒而栗。

古希腊时期，受朴素唯物主义思想影响，希波克拉底（Hippocrates）提出了体液病理学说，认为精神病是体内四种基本体液（血液、黏液、黄胆汁和黑胆汁）失衡所致，开始探索改变生活环境或饮食方式来改变体液失衡。到了18—19世纪，西方学者可谓是脑洞大开，发明了旋转疗法、摇摆疗法、发热疗法、腹泻疗法等多种物理治疗方法。以旋转疗法为例，他们认为通过高速旋转可以疏通患者脑血管、治疗狂躁症等精神障碍。但是这种旋转的速度有时非常快，可导致人体功能短暂失能，直到在1970年左右这种治疗才被叫停。

物理治疗的高质量发展始于20世纪初期，西方医学家发现运用胰岛素或戊四氮化合物引发患者抽搐发作可以治疗精神障碍。随后采用电抽搐诱发癫痫发作来治疗精神疾病，该治疗安全有效、操作简便，随即取代了其他药物诱发癫痫发作的治疗。此后，多种针对性的脑刺激治疗涌现，如重复经颅磁刺激（rTMS）、经颅直接电刺激（transcranial direct current stimulation，tDCS）、迷走神经刺激（vagus nerve stimulation，VNS）、深部脑刺激（deep brain stimulation，DBS）、磁痉挛治疗（magnetic convulsive treatment，MST）、虚拟现实技术等，进展迅猛。

进入21世纪，随着计算机行业的高速发展，研究者开始利用数字算法、AI技术辅助监测神经活动，并尝试改善各种神经、精神症状。近年来，数字疗法、脑机接口等新兴治疗方式，通过数据实时收集和分析、个性化治疗等技术，实现对大脑神经活动解码并干预，开创了物理治疗的新时代。治疗各有千秋，其中以抑郁症为适应证的居多，本章我们主要介绍临床使用比较广泛的物理治疗手段，如表5所示。

表5 精神科常用的物理治疗方法

首字母缩写（全名）	是否引起抽搐	刺激部位	主要治疗的精神障碍	优点/缺点
MECT（改良电抽搐治疗）	是	大脑皮层	抑郁症、双相情感障碍、精神分裂症等	优点：起效快，对消极观念、兴奋躁动效果好 缺点：有创，影响短期认知功能
rTMS（重复经颅磁刺激）	否	大脑皮层	抑郁症	优点：无创，不良反应轻微 缺点：治疗频率高，头皮疼痛
VNS（迷走神经刺激）	否	颈神经、脑神经	难治性抑郁症	优点：对难治性症状有效，不受服药依从性影响 缺点：有创

续　表

首字母缩写（全名）	是否引起抽搐	刺激部位	主要治疗的精神障碍	优点/缺点
MST（磁痉挛治疗）	是	大脑皮层	抑郁症、双相情感障碍、精神分裂症等	优点：对认知功能影响小 缺点：有创
DBS（深部大脑刺激）	否	皮质下核团	难治性强迫症、抑郁症等	优点：对难治性症状有效，介入装置可恢复 缺点：有创，费用较高
tDCS（经颅直流电刺激）	否	大脑皮层	物质滥用、抑郁症等	优点：无创，不良反应轻微 缺点：治疗频率高，头皮疼痛
VR（虚拟现实技术）	否	大脑皮层	创伤后应激障碍、抑郁症、焦虑症	优点：无创，互动性强，不受地域限制 缺点：社交隔离，设备要求高

🕮 我们希望你明白

（1）**如何选择物理治疗**。目前物理治疗种类越来越丰富，一般民众可能并不熟悉，在临床治疗中，需要向医生了解具体治疗方式的优缺点，有无替代方案，与医生商讨共同决策。医生也会根据症状维度、严重程度以及物理治疗技术的优势等方面综合考虑。

例如，无创性的 rTMS、tDCS 及 VR 技术，可以应用于轻、中度症状或在病程早期；MECT 治疗可能对急性期、伴有冲动或消极风险的患者更为适用；而明显有创性的治疗如 VNS、DBS 等，应该用于难治性病例。

（2）**物理治疗的优势**。强调大脑刺激技术与药物治疗或心理治疗联合运用，以达到 1+1 ＞ 2 的效果。联合治疗选择得当，可以避免多种药物联用时的风险，物理治疗也能提高患者对药物治疗的敏感性，以获得更好的疗效。因此，就诊者可以对适合自己的物理治疗进行咨询、选择，在充分了解方案的优缺点后接受相应治疗，达到事半功倍的效果。

什么是电抽搐治疗

网络上曾流行一句话叫："信××，得永生。"大致是一个戒网瘾的特殊教育学校校长叫××，该校长帮学生戒除网瘾的手段就是电抽搐治疗。该学校被曝光后，网友们谈到电休克治疗，自觉想到××校长的同时，也会对电抽搐治疗冠以"不正规""惩罚手段"等污名。电抽搐治疗，真的毫无用处吗？真的像有些网友认为的只是惩罚手段吗？现在常用的改良电抽搐治疗又有些什么神奇疗效呢？

故事概要

住院医生轮转阶段，曾在病房收治过这样一位青年男性，该男性当时也就20岁出头，毕业后没有正经工作，长期在上海借房子住，没有钱了就问父母要。家在东北的父母突然接到房东电话称"您儿子可能有问题了，把我们家弄得乌七八糟……问话完全没有反应"。父母知道后，心里很是着急，当天晚上就赶到上海。

父母到了出租房，见到儿子完全不像个人样，情急下连夜就打车带儿子到医院寻求治疗。

在跟家属询问完病史后得知，患者半年前来上海时体形微胖，现在看上去就是皮包骨头，可以推断他平时进食情况极差、营养极度不良。

患者父母："我们家在东北，本来想儿子能在上海这个大城市发展也挺好。但有一天突然接到房东电话称'您儿子可能有问题了，把我们家弄得乌七八糟，电话微信都不回，房租几个月不交了，我们找上门，发现他就那么呆坐着，问话完全没有反应。'我们接到这个电话都懵了，加上感觉孩子前一阶段似乎也不大正常，和我们交流很少，平时也一点不关心我们，只是要钱用才联系我们。这次我们赶到出租房，见到他一语不发，浑身散发着恶臭，胡子拉碴，一失往日的风采，我们急着就来住院了。"

入院后，主诊医生经过评估，跟家属交代病情。

医生："您儿子现在病情很严重，处于精神活动过度抑制的'木僵'状态，不会自己吃喝，可能大小便也不能自主排泄，现在要积极治疗。"

父母也很急切，哭着请医生积极治疗。

患者父母："医生，我们接下去怎么治疗呢？"

医生："首先，由于不能自主进食，我们建议通过鼻胃管进行肠内营养，先要保证他不把自己饿死；接下去，他现在处于'木僵'状态，精神科药物起效慢，而且他现在的身体条件，药物加量的速度又不能太快。我们考虑在等待药物起效的过程中，建议同时进行改良电抽搐电休克治疗，以期快速改善精神症状。"

患者家属听到"电抽搐"，脸瞬间就变得惨白，哭着求医生不要电她儿子。

患者父母："以前在网上看到有个校长为了惩罚网瘾少年，就'电'那些孩子。我们儿子只是生病了，没有网瘾、也没有犯罪，不应该受到惩罚。"

家属这样的反应在临床工作中经常会遇到。

医生也就耐下性子跟他们继续解释："我们的医院，改良电抽搐治疗会做全身麻醉，并注射肌松药。整个治疗过程中患者几乎没有任何不舒服的感觉。"

听到这里，家属也总算松了一口气。

患者父母："医生，这个治疗我理解了，要么就做几次试试看。"

后来患者在小剂量使用舒必利的基础上，插了鼻饲和导尿管帮助其进食和排尿，同时做了MECT治疗。在治疗第6次的时候，患者仿佛大梦初醒，可以和人交流了，并对之前不语、不动的状态完全没有印象，也不知道为什么会被送到医院里。

患者："前几天我好像在一个奇怪的空间，里面的时间都是乱的，有很多奇怪的生物；我在里面也很紧张，但是怎么跑都出不来，脑子转得特别慢。"

在完全恢复过来前几天，患者开始意识到周围发生的事情，称近几天记得有人通过鼻饲管喂食，有人帮自己翻身。

那么，MECT是如何快速起效的？ MECT的疗效机制比较复杂，可能调控多个神经递质系统的功能紊乱，目前仍在不断探索中。比较通俗的一个观点认为，木僵患者大脑处于功能紊乱状态，像计算机死机卡壳一样，运行出错。MECT治疗则类似于将计算机关机重启，让大脑逐渐恢复到正常运行的状态，当然这个过程可能需要一周或更长的时间。

我们希望你明白

（1）MECT的适应证。MECT的适应证很多，可在短时间内快速缓解精神分裂症、双相情感障碍的兴奋紊乱状态，也可快速改善重性抑郁障碍患者的消极自杀观念及行为，对急性精神障碍中出现的"木僵"状态尤为有效。木僵，在精神科属于急重症，患者缄默不语，全身肌肉僵硬，卧床不起，不能自主进食及排便，容易出现营养不良以及器官功能不全，卧床时间长也容易导致皮肤压疮以及肺部感染，严重时会危及生命，经常需要留置导尿管、鼻饲等治疗措施。虽然抗精神病药对治疗有效，但起效时间较长，受制于患者躯体状况又不能快速加量，需要在药物基础上合并MECT以快速控制木僵症状。

（2）MECT的不良反应。家属更关注的当然是MECT的不良反应，网上流传电抽搐治疗后，人会变傻变呆。很多网友会联想到一个经典的例子，即《飞越疯人院》里迈克·墨菲在"捣蛋"后被施加"电抽搐"治疗，在治疗后人变得反应迟钝，这是对"电抽搐"治疗的污名化，电影中患者治疗后显得呆傻，其实是因为被实施了有创的"白质前联合损毁术"，并非仅仅是电抽搐的不良反应。MECT 最常见的不良反应是记忆力下降，患者在治疗后可能对治疗前几天的记忆有些提取困难，很多刚发生过的事情回忆不起来。临床观察发现，这种记不起来事情的情况通常在几个月内会逐渐恢复，并不会对记忆力造成永久性的损害。

磁刺激治疗的作用

重复经颅磁刺激是物理治疗中的重要疗法之一，常用于改善患者的情绪症状。临床上，对于存在MECT治疗禁忌证或者没有明显消极风险的情感障碍患者是不错的选择，由于其无创的特点也乐于被患者和家属接受。但也有人听到"磁治疗"这个名字感到害怕，担心有不良反应、伤害身体等。那rTMS是通过什么原理发挥治疗作用？适合哪些患者？有什么不良反应？下面让我们通过临床上的案例进行详细介绍和讨论。

故事概要

几年前，住院部来了一位情绪低落、面容焦虑的老先生，他在入院前已经在当地医院门诊多次就诊，调换了不少药物，但仍效果不好，故在家人陪伴下来到我院住院治疗。接诊时，老先生很是着急，称自己看了很多医生，吃了很多药，好像都没有什么效果，在家里整日闷闷不乐，什么事也做不了，晚上睡眠也很差。了解到老先生的病史，他多年前曾有两次抑郁发作，前期治疗后也逐渐恢复，这次又复发。

跟老先生详细交流后，发现他存在核心的抑郁症状，如情绪低落、兴趣减退，以及眠差、自我评价低、反复担心、坐立不安等伴随症状。抗抑郁药也用到了不少的剂量，老先生看着病情没有好转，故而更加担心、着急。一看到医生，老先生便表达了焦急的心情，希望自己的病能快点好起来。

对老先生的躯体情况进行整体评估后，发现他存在高血压、糖尿病等慢性疾病，有时血压控制欠佳。随后我向老先生给出了治疗建议：如果想快速缓解症状，可以选择药物联合物理治疗来进一步改善情绪，比如MECT或者rTMS等。老先生和家属随后详细询问了这两种治疗方案的优缺点。

问："医生，'电击治疗'当地医生也跟我建议过，但我年纪大了，有点害怕。"

医生："您说的是电抽搐治疗，这个物理治疗方法一般起效快，对于抑郁症效果显著，但确实存在一些治疗限制。"

问："哦，是哪些问题呀？"

医生："比如说存在血糖、血压不稳定的患者，可能有麻醉风险；其次就是对老年人，或者已经有记忆功能损害的患者，可能会影响记忆力。"

问："那我还是有点担心，我身体不太好，年纪大了，这几年记忆也不如从前了，还有其他的治疗方案吗？"

医生："如果确实存在担心，我们也可以考虑重复经颅磁刺激（rTMS）治疗。这个治疗不用打麻醉药，相对电抽搐治疗更加温和，虽然起效慢一点，但对于抑郁、焦虑情绪也有较好疗效。"

问："这个治疗是怎么做的？"

医生："这个治疗就是在头皮上放一个磁头，通过局部的磁场刺激前额叶等皮层，调节神经元代谢和活动，从而达到改善情绪的作用。治疗一般是10次一个疗程，需要1～2个疗程能达到改善情绪的作用。"

问："这个是多久做一次治疗？"

医生："推荐治疗是每天一次，连续进行治疗，会有效果叠加作用，情绪改善效果更好。"

问："rTMS治疗时会有疼痛感吗？"

医生："会有局部的轻微刺痛感，就好像拿手指在敲打头皮一样，疼痛感基本是可以忍受的程度。"

问："这个治疗对记忆会有影响吗？"

医生："rTMS不会影响记忆或者其他认知功能，有报道发现还可以部分改善患者的认知功能。"

经过详细的讲解后，老先生决定试试rTMS治疗。在与物理治疗师沟通患者的症状后，医生为这位患者选择了适合的治疗参数。经过1个多月药物调整联合rTMS治疗，老先生的情绪和睡眠都得到了明显改善，在治疗过程中也没有出现明显的不良反应。老先生担心的记忆问题也没有出现，收获了满意的疗效。

rTMS 治疗的优缺点

rTMS 是一种无痛、无创、安全性高、不良反应小的物理治疗。它发射的脉冲磁场能够轻松跨越颅骨与头皮的阻碍，直达大脑皮层 2～3 厘米的深度。此外，rTMS 治疗无须进行麻醉，在治疗时患者只需舒适地坐在治疗椅上，医生将治疗线圈轻轻放置在患者头皮上，即可开启轻松、无创的治疗之旅。这种便捷、安全的治疗方式，大大减轻了患者的心理负担，让更多患者能够安心接受治疗。更为重要的是，rTMS 临床治疗方案灵活多样，针对患者具体情况来选用不同的刺激模式、部位、磁刺激线圈类型、刺激强度、刺激频率、刺激脉冲数和治疗时长。

rTMS 治疗的禁忌证主要为刺激线圈或受刺激头皮附近存在金属异物，如颅内金属植入物、人工耳蜗、内置脉冲发生器（脑起搏器、心脏起搏器）等。在这种情形下，rTMS 容易导致内置脉冲发生器出现工作故障。患者如有以上情况，需要提前告知治疗师进行评估，以保障治疗安全性。

⟨⟨⟨ **我们希望你明白** ⟩⟩⟩

（1）rTMS 的适用范围。在精神科，rTMS 主要用来治疗抑郁症等情绪障碍，它对精神分裂症的幻听症状、物质成瘾、睡眠障碍和轻度认知障碍有效。患者可以根据自己的症状情况，跟临床医生及物理治疗师进行仔细讨论，以获得最适合自己病情的治疗参数。

（2）**不良反应**。尽管 rTMS 安全性已得到广泛认可，但仍存在不良反应，如一过性刺激局部头痛、头晕等不适，罕见诱发癫痫症状，一般停药后可以自行缓解。在出现上述症状时，需及时与治疗师及精神科医生沟通，以进一步调整治疗计划。除此之外，有严重躯体疾病的患者、正在使用降低癫痫发作阈值药物者或滥用乙醇者，需考虑接受刺激治疗后的风险获益比，建议慎用。总之，rTMS 是一项非常有潜力的且无创有效的生物刺激技术，已广泛应用于精神心理和神经康复等多个领域，为患者的治疗带来福音。

虚拟现实也能用于治疗吗

随着数字医疗的不断进步，虚拟现实正在从游戏、娱乐领域延伸到医学和心理学，尤其是在焦虑、抑郁情绪等治疗中展现了巨大的潜力。想象一下，戴上VR设备，患者就可以步入风景如画的森林、海滩，或者是一个完全为其量身定制的虚拟治疗室。对患者而言，采用身临其境的方式，可以引导患者在相对放松的场景中开展治疗，帮助其摆脱心理困扰。

故事概要

"女士，请系好安全带，我们即将起飞。"听到空乘这句话的瞬间，张女士感觉整个机舱突然收缩成密闭的罐头，令她喘不过气来。她死死抓住扶手，汗珠顺着后背滑落，耳畔开始轰鸣，仿佛这架飞机开始在颅骨里横冲直撞。尽管已经做了无数次心理建设，但她仍无法控制自己的恐惧。她几乎是祈求空乘："我必须下机！"最终，她在其他乘客吃惊的眼神下跟跄着逃出机舱，眼睁睁看着飞机冲上云霄。下机后虽然她很快恢复了正常，但她对自己这样的毛病多次耽误大事而感到懊恼。

张女士的经历并不罕见。飞行恐惧症不仅让她错失事业机会，也影响了她的社交生活，甚至连视频中出现的飞机镜头都会让她手心冒汗。在一次次的挣扎后，她决定寻求心理医生的帮助。

灾难化思维与焦虑的恶性循环

飞行恐惧症是一种特定的恐惧症，患者会对飞行产生强烈的、持续的焦虑。医生耐心地解释，并询问张女士坐在飞机上的真实感受。

医生："您当时是什么感觉？"

张女士："当空姐让我系安全带时，我的脑海自动播放空难纪录片。明知道事故的概率极低，但我无法阻止自己去想象最坏的情况。一想到飞机失事，我就开始喘不上气。"

医生："你的大脑就像一个过度敏感的警报器。正常情况下，只有真正危险时警报才会响起，但焦虑患者的警报器却会误判——哪怕只是轻微的气流颠簸，也会被大脑解读为即将坠机。"

医生在白板上画出焦虑循环图，说："最可怕的是思维的失控。"

医生："你的灾难化思维会触发强烈的身体反应，比如心跳加速、出汗、呼吸急促。而这些生理反应又反过来强化了你的恐惧，让你更加确信自己正处于危险之中。这个循环，仅靠讲道理是无法打破的。"

张女士："那有什么办法可以帮我克服这种心理障碍吗？"

医生："我们可以试试最新的虚拟现实技术来进行暴露治疗。"

医生为张女士介绍了这项技术的优势。

暴露治疗

针对恐惧症的治疗，临床上常常采用暴露疗法，来逐渐降低患者对某种事物的恐惧程度。在传统的暴露治疗中，医生需要带张女士进行现场训练，例如从站在航站楼外开始，逐步接近值机柜台，最后尝试短途飞行。显然传统的暴露治疗有很多局限性：首先，医生很难在治疗室内模拟真实环境，如乘坐飞机或遭遇特殊天气，而在真实环境中暴露可能也面临不可控的风险。其次，暴露强度无法实现即时调整，强度太弱导致疗效不足。过强显然会使患者体验更为恐惧，导致治疗失败。最后，即使可实现心理治疗室内暴露的内容，也因每位患者暴露内容的个体化差异，面临较高的治疗成本，有限的医疗资源令很多适合暴露治疗的患者未能获得治疗的机会，最终影响病情控制和功能恢复。近年来新发展的虚拟现实技术则为暴露治疗提供了新的治疗方式。

虚拟现实技术

虚拟现实技术，能够突破传统治疗的限制。在医生的指导下，张女士戴上VR眼镜，治疗室瞬间消失，她仿佛置身于机场出发大厅。她能听到安检门的"滴滴"声，感受到旅客拖着行李箱穿梭而过的景象，焦虑感悄然升起。

"如果感到不适，就深呼吸，专注于当前的环境，而不是大脑中的恐怖想象。"医生轻声引导。

随着治疗深入，场景逐步升级：登机口广播响起，机舱门关闭，发动机开始轰鸣，甚至窗外出现雷雨天气。张女士的掌心沁出汗水，但这一次，她没有逃避，而是运用医生教授的放松技巧，专注于当前体验，而非灾难化的念头。

十二次治疗后，曾在机场落荒而逃的她，终于能独自搭乘长途航班。在真实飞行中，她不再因灾难化思维陷入恐慌，甚至能欣赏窗外柔软的云层。

我们希望你明白

（1）**模拟场景治愈疾病**。张女士接受的治疗结合了虚拟现实技术与传统暴露治疗，可以突破时间和空间的限制，为患者直观地展现出治疗室中难以模拟的场景，从而保证了治疗的真实感和安全性。对于张女士恐惧飞行的症状来说，使用虚拟现实技术进行暴露治疗是非常适合的选择。

虚拟现实暴露治疗对于焦虑相关障碍的有效性得到了大量研究的证明。研究表明，虚拟现实暴露治疗对于焦虑相关障碍，包括社交焦虑症、创伤后应激障碍、特定恐惧症等，有着良好的效果。同时，虚拟现实技术还可以和正念、冥想等结合，帮助患者进行放松训练，可以协助治疗师更高效地开展治疗，扩大暴露治疗的适用范围，让原本无法接受治疗的患者获得治疗，提高治愈率，恢复社会功能。

（2）VR技术的局限性。目前，虚拟现实治疗仍有一些局限性。首先，虚拟环境中的体验可能无法完全替代真实情景中的情绪反应，部分患者可能在虚拟环境中感受不到足够的真实压力，导致治疗效果有所折扣。此外，虚拟现实技术对技术设备的依赖较强，一旦出现技术故障，可能影响治疗的连贯性和效果。随着技术进步和成本下降，未来的VR疗法有望更加个性化，甚至结合人工智能（AI），或许可以根据患者的反应，实时调整暴露程度，提高治疗效果。

当虚拟世界成为心理治疗的一部分时，我们或许能用更安全、可控的方式，帮助更多人战胜恐惧，让他们重新掌控自己的生活。"原来，云朵的质感比我想象的更柔软啊。"张女士的旅程，才刚刚开始。

脑机接口如何调控思维

"我突然感到心平气和。"在医生向大脑深部区域施加电刺激几秒之后，被难治性抑郁症困扰多年的艾米莉·霍伦贝克说出了这番令人格外欣喜的话。令人吃惊的还不止于此，自从手术植入电极并开机后，她描述整个房间开始"从黑白变成了彩色"，她的内心情绪随着"脑起搏器"的工作放电逐渐明亮、愉悦起来。

这是一个关于脑深部电刺激（deep brain stimulation，DBS）治疗难治性精神疾病的真实故事。什么是DBS？什么样的人可以接受这种治疗？向大脑深部植入电极听起来有些令人害怕，它真的可以治病吗？

故事概要

自童年起，霍伦贝克就家境贫困，常常居无定所。她从年轻时期开始出现抑郁症状，2009年父亲自杀后，她在大学期间经历了首次严重的抑郁发作，后来在工作中再次崩溃，濒临失业与重返贫困的恐惧。她觉得四肢沉重得几乎无法动弹，精神上的痛苦如此难以忍受，之后，她便接受了住院治疗。她的病情总是间歇性缓解与复发，在博士毕业前夕又遭遇母亲自杀离世，抑郁症像吞噬生命的"黑洞"始终如影随形，消极的念头不时浮现。

直到2021年，从心理咨询到药物治疗再到改良电抽搐治疗，她已穷尽所有治疗手段。当她的医生推荐试验性的DBS时，她想："这是最后的希望。"自此，她勇敢地成为全球数百名接受DBS治疗的抑郁症患者之一，决定尝试纽约西奈山医院向大脑植入电极的试验性治疗。这种"大脑起搏器"通过电极向特定脑区输送电脉冲。当时，DBS技术已获批用于帕金森病、癫痫等神经系统疾病的治疗，众多医生和患者期待它或许也能在难治性抑郁症、强迫症、精神分裂症、成瘾等精神疾病领域出现奇效。

"最初我也被这项技术吓到，毕竟需要在大脑开刀，要完成在大脑里植入电极、导线的手术。"参与DBS临床试验的霍伦贝克事后回忆说，"但当时我已尝试所有疗法，迫切需要一线生机。"外科医生将细如发丝的电极植入她大脑的特定区域——被认为与调控情绪、参与悲伤体验有关的脑区。将电极埋置到位，固定在颅骨下后，外科医生还要在她锁骨下方的皮肤内，放置一小块类似心脏起搏器的"电池"，也就是脉冲发生器，从这里供电让电极源源不断地刺激大脑的特定区域。

为什么需要用电刺激大脑呢？

电刺激之所以有效，是因为它使用的是大脑的"母语"。大脑共有几百亿个神经元，神经元之间相互连接，就像枝叶和触角，他们彼此之间原本就通过电—化学信号交流。正常大脑各区域的电活动如同和谐的舞蹈，而抑郁症患者的情绪回路出现了"卡顿"，精神分裂症患者的认知回路出现了"杂音"，DBS就有望帮助这些神经回路恢复动态平衡。

DBS与MECT的区别

同样都是电刺激，DBS和临床常见的改良电抽搐治疗一样吗？这是完全不一样的两种技术。改良电抽搐治疗是在麻醉状态下，电极放在头皮上，以适当的电量刺激头部，刺激时间通常很短，数周多次刺激完成一个疗程；DBS通过外科手术把电极放在大脑里面，向某个特定的脑区施加微弱的、长时的刺激。

精准调控

术后，霍伦贝克定期来见自己的主治医生，医生手持无线平板计算机，微调她体内的电极，像既往门诊调整药物剂量一样缓慢、谨慎，不放过任何一丝蛛丝马迹，只不过如今调整的是电刺激的"剂量"。渐渐地，霍伦贝克能够享受美食的真实滋味，开始布置空置数年的公寓，她不再恐惧日常压力会引发崩溃。对她自己而言，最深刻的改变是重获感知音乐的能力："抑郁时听音乐就像听电台杂音。那个夏日，当旋律再次触动心灵时，我感受到久违的生命力在涌动。"她唯一的遗憾是自己的父母因抑郁症离世，没能等到这项试验性疗法问世。

当科学家将电极探入大脑深处时，一场静默的革命正在精神医学领域悄然展开。近年来，脑机接口在精神科的发展日新月异，头戴式无创脑机接口可以捕捉脑电信号，聆听到大脑内神经元相互交流的密码；而有创脑机接口——DBS技术为难治性抑郁症、精神分裂症、成瘾、强迫症等各类精神疾病的患者带来了新的曙光，可以对上述疾病密切相关的脑部结构或脑区精准放置电极，给予不同模式和强度的电流刺激，精准调控改善症状。如今在中国、美国、西班牙、荷兰等国家，DBS在精神疾病中的临床研究每天都在开展，可以说在世界上许多地方都有DBS佩戴使用者的身影。

我们希望你明白

（1）**疗效因人而异**。尽管DBS为难治性精神障碍带来了革命性的突破，然而目前研究认为它的疗效因人而异。当然，案例里的霍伦贝克是幸运的，DBS给了她重新拥抱生活的机会，但事实上DBS并非能改善所有患者的症状。即便像她这样疗效显著的个案，DBS也并非立竿见影的灵丹妙药，需要持续数月的参数优化，定期向医生问诊、服用药物维持治疗仍然必不可少。

（2）**严格把握适应证**。选择DBS治疗精神疾病的门槛是比较高的，多学科研究团队往往严格把握标准和伦理的原则，不仅需要准确的诊断，也需要患者优先接受规范诊疗，尝试各种药物和心理治疗。对于其他治疗都失效的患者，明确属于难治性病例，可以考虑使用DBS。此外，许多患者和家属会关注有创脑机接口的不良反应，网上流传的所谓脑机接口"读心术""控制意识"的能力，目前医用的DBS设备尚不足以实现；在少数极端情况下，如果出现颅内感染、身体对植入物出现免疫排斥等情况，也可以手术安全移除植入设备。

展望未来，脑机接口的应用场景会越来越广泛。它不仅像显微镜一样，帮助我们深入观察、理解大脑神经回路和功能，有望对患病时大脑里"究竟哪里出了问题"看得更为清楚，找到异常大脑活动产生的源头，更精准地找到关键部位。而且，它像心脏起搏器一样，或许能让更多被困在精神迷宫中的人们，让大脑像心脏一样重获活力，让人重新感受生命的涌动。

参考文献

[1] 范青，高睿，白艳乐，等.强迫症规范化团体认知行为治疗手册[M].上海：上海交通大学出版社, 2020.

[2] 范肖东，汪向东，于欣，等.世界卫生组织ICD-10精神与行为障碍分类临床描述与诊断要点[M].北京：人民卫生出版社，1993.

[3] 福纳吉.依恋理论与精神分析[M].石孟磊，译.北京：世界图书出版公司，2018.

[4] 卡利格，科恩伯格，克拉金，等.人格病理的精神动力性治疗：治疗自体及人际功能心理学[M].仇剑崟，蒋文晖，王媛，等译.北京：化学工业出版社，2021.

[5] 莱恩汉.DBT情绪调节手册：全两册[M].祝卓宏，朱卓影，陈珏，等.北京：北京联合出版公司，2022.

[6] 李冠军.精神科疑难案例及临床思考[M].上海：上海交通大学出版社，2024.

[7] 帕特森，威廉斯，爱德华兹，等.家庭治疗技术：第2版

[M]. 王雨吟，译. 北京：中国轻工业出版社，2012.

[8] 萨提亚. 新家庭如何塑造人 [M]. 易春丽，叶冬梅，译. 北京：世界图书出版公司，2006.

[9] 沈渔邨. 沈渔邨精神病学 [M]. 6 版. 北京：人民卫生出版社，2018.

[10] 施慎逊. 精神病学高级教程 [M]. 北京：中华医学电子音像出版社，2019.

[11] 王继军. 精神障碍的物理治疗 [M]. 北京：人民卫生出版社，2012.

[12] 许又新. 许又新文集 [M]. 北京：北京大学出版社，2007.

[13] 郑瞻培. 司法精神病学鉴定实践 [M]. 北京：北京知识产权出版社，2017.

[14] Beck A T. Cognitive therapy and the emotional disorders[M]. Madison: International Universities Press, 1976.

[15] Burns D D. Feeling good: the new mood therapy[M]. New York: William Morrow Paperbacks, 1999.

[16] Caligor E, Levy K N, Yeomans F E. Narcissistic personality disorder: diagnostic and clinical challenges[J]. American Journal of Psychiatry, 2015, 172(5): 415−422.

[17] Da Costa R T, Sardinha A, Nardi A E. Virtual reality exposure in the treatment of fear of flying[J]. Aviation, Space, and Environmental Medicine, 2008, 79(9): 899−903.

[18] Flavell J H. The developmental psychology of Jean Piaget[M].

Princeton: Van Nostrand, 1963.

[19] Grimholt T K, Bonsaksen T, Schou-Bredal I, et al. Flight anxiety reported from 1986 to 2015[J]. Aerospace Medicine and Human Performance, 2019, 90(4): 384−388.

[20] Just M A, Keller T A, Malave V L, et al. Autism as a neural systems disorder: a theory of frontal-posterior underconnectivity[J]. Neuroscience & Biobehavioral Reviews, 2012, 36(4): 1292−1313.

[21] Keel P K, Brown T A. Update on course and outcome in eating disorders[J]. International Journal of Eating Disorders, 2010, 43(3): 195−204.

[22] Kernberg O F. Object relations theory and clinical psychoanalysis [M]. New York: Jason Aronson, 1976.

[23] Killaspy H, Harvey C, Brasier C, et al. Community-based social interventions for people with severe mental illness: a systematic review and narrative synthesis of recent evidence[J]. World Psychiatry, 2022, 21(1): 96−123.

[24] Lim M H, Gleeson J F M, Alvarez-Jimenez M, et al. Loneliness in psychosis: a systematic review[J]. Social Psychiatry and Psychiatric Epidemiology, 2018, 53(3): 221−238.

[25] Piaget J. Part I: Cognitive development in children: Piaget development and learning[J]. Journal of Research in Science Teaching, 1964, 2(3):176−186.

[26] Piaget J. The origins of intelligence in children[M]. New York:

International Universities Press, 1952.

[27] Polivy J, Herman C P. Causes of eating disorders[J]. Annual Review of Psychology, 2002, 53(1): 187–213.

[28] Yalom I D. Existential psychotherapy[M]. New York: Basic Books, 1980.